SITZUNGSBERICHTE DER SÄCHSISCHEN AKADEMIE
DER WISSENSCHAFTEN ZU LEIPZIG

Mathematisch-naturwissenschaftliche Klasse
Band 119 · Heft 4

HERBERT JORDAN

„BASIMETRY“: ANSÄTZE EINER CHRONOTHERAPEUTISCHEN URTEILSBILDUNG

AKADEMIE-VERLAG BERLIN

1987

SITZUNGSBERICHTE DER SÄCHSISCHEN AKADEMIE DER WISSENSCHAFTEN ZU LEIPZIG

MATHEMATISCH-NATURWISSENSCHAFTLICHE KLASSE

Band 111

Heft 1 Prof. Dr. WILHELM MAIER, Vom Erbe Bernhard Riemanns 1975. 16 Seiten – 8° – M 2,50

Heft 2 Prof. Dr. med. HANS DRISCHEL, Organismus und geophysikalische Umwelt
1975. 50 Seiten – 25 Abbildungen – 1 Tabelle – 8° – M 7,–

Heft 3 Prof. Dr. MARIA HASSE, Zum Begriff des allgemeinen Produkts von Kategorien
1975. 32 Seiten – 8° – M 5,–

Heft 4 Prof. Dr.-Ing. Dr. h. c. KURT SCHWABE, Analytische Probleme des Umweltschutzes
1975. 28 Seiten – 9 Abbildungen – 2 Tabellen – 8° – M 3,50

Heft 5 Prof. Dr. WOLFGANG BUCHHEIM, Die kopernikanische Wende und die Gravitation
1975. 36 Seiten – 2 Farbtafeln – 8° – M 5,–

Heft 6 Prof. Dr. HERMANN Berg, Photopolarigraphie und Photodynamic
1975. 19 Seiten – 2 Abbildungen – 2 Tabellen – 8° – M 3,–

Heft 7 Prof. Dr. MANFRED GERSCH, Probleme der Insektizide aus heutiger Sicht
1976. 36 Seiten – 9 Abbildungen – 2 Tabellen – 8° – M 4,–

Band 112

Heft 1 Prof Dr. WALTER BREDNOW, Spiegel, Doppelspiegel und Spiegelungen – eine „wunderliche Symbolik" Goethes 1975. 28 Seiten – 4 Abbildungen – 8° – M 3,–

Heft 2 Prof. Dr. ARTHUR LÖSCHE, Über negative absolute Temperaturen. Eine Einführung
1976. 26 Seiten – 12 Abbildungen – 8° – M 4,–

Heft 3 Prof. Dr. med. HERBERT JORDAN, Kurorttherapie: Prinzip und Probleme
1976. 31 Seiten – 10 Abbildungen – 1 Tabelle – 8° – M 4,50

Heft 4 Prof. Dr. FRIEDRICH WOLF / Dr. PETER FRÖHLICH, Zur Druckabhängigkeit von Ionenaustauschreaktionen 1977. 13 Seiten – 6 Abbildungen – 1 Tabelle – 8° – M 2,–

Heft 5 Prof. Dr. DIETRICH UHLMANN, Möglichkeiten und Grenzen einer Regenerierung geschädigter Ökosysteme 1977. 50 Seiten – 20 Abbildungen – 2 Tabellen – 8° – M 6,50

Heft 6 Prof. Dr. ERICH RAMMLER, Zwei Jahrzehnte Entwicklung des Einsatzes der Energieträger Kohle und Erdöl im Weltmaßstab 1977. 29 Seiten – 6 Abbildungen – 4 Tabellen – 8° – M 4,–

Heft 7 Prof. Dr. ULRICH FREIMUTH, Umweltprobleme in der Ernährung
1977. 32 Seiten – 3 Abbildungen – 4 Tabellen – 8° – M 4,–

Band 113

Heft 1 Prof. Dr. ERICH LANGE, Allgemeingültige Veranschaulichung des II. Hauptsatzes
1978. 22 Seiten – 10 grafische Darstellungen – 8° – M 4,–

Heft 2 Prof. Dr. HERBERT BECKERT, Bemerkungen zur Theorie der Stabilität
1977. 19 Seiten – 8° – M 2,50

Heft 3 Prof. Dr. sc. KLAUS DÖRTER, Probleme und Erfahrungen bei der Entwicklung einer intensiven landwirtschaftlichen Produktion im Landschaftsschutzgebiet des Harzes
1978. 20 Seiten – 6 Abbildungen, davon 4 farbige auf 2 Tafeln – 2 Tabellen – 8° – M 7,–

Heft 4 Prof. Dr. sc. med. HANS DRISCHEL, Elektromagnetische Felder und Lebewesen
1978. 31 Seiten – 14 Abbildungen – 2 Tabellen – 8° – M 5,–

Heft 5 Prof. Dr. MANFRED GERSCH, Wachstum und Wachstumsregulatoren der Krebse. Biologische Erkenntnisse und generelle Erwägungen
1979. 32 Seiten – 13 Abbildungen – 1 Tabelle – 8° – M 6,–

Heft 6 Prof. Dr. rer. nat. FRIEDRICH WOLF / Dr. rer. nat. URSULA KOCH, Über den Einfluß der chemischen Struktur von Dispersionsfarbstoffen auf deren Dispersionsstabilität
1979. 18 Seiten – 3 Abbildungen – 10 Tabellen – 8° – M 3,50

Heft 7 Prof. Dr. rer. nat. FRIEDRICH WOLF / Dr. rer. nat. WOLFGANG HEYER, Zur Sorption an Tetracalciumaluminathydroxysalzen 1980. 12 Seiten – 5 Abbildungen – 4 Tabellen – 8° – M 2,–

SITZUNGSBERICHTE DER SÄCHSISCHEN AKADEMIE
DER WISSENSCHAFTEN ZU LEIPZIG

Mathematisch-naturwissenschaftliche Klasse
Band 119 Heft 4

HERBERT JORDAN

„BASIMETRY“: ANSÄTZE EINER CHRONOTHERAPEUTISCHEN URTEILSBILDUNG

mit 16 Abbildungen und 1 Tabelle

AKADEMIE-VERLAG BERLIN

1987

Vorgetragen in der Sitzung am 14. Juni 1985
Manuskript eingereicht am 11. Oktober 1985
Druckfertig erklärt am 8. Oktober 1986

ISBN 3-05-500330-6
ISSN 0371-327X

Erschienen im Akademie-Verlag Berlin, DDR-1086 Berlin, Leipziger Straße 3—4

Printed in the German Democratic Republic
Lizenznummer: 202 · 100/380/87
Gesamtherstellung: VEB Druckhaus „Maxim Gorki", 7400 Altenburg
LSV 2075
Bestellnummer: 763 645 2 (2027/119/4)

00400

„Basimetrie“ ist im deutschen medizinischen Sprachgebrauch ein nicht eben geläufiger Begriff. In seiner englischen Form „Basimetry“ war er der Titel einer speziell entworfenen wissenschaftlichen Zeitschrift, die als Sprachrohr der „International Basimetric Society“ fungieren sollte. Gründer und Namensgeber dieser Gesellschaft sowie ihres Journals war Joseph WILDER, der Inaugurator des seinen Namen tragenden „Ausgangswertgesetzes“. Dieses Gesetz wurde vor 55 Jahren erstmalig veröffentlicht. An dieses Datum soll der heutige Vortrag erinnern, der sich allerdings auf die für eine Therapiebeurteilung interessant erscheinenden Gesichtspunkte aus dem Blickwinkel der Basimetrie konzentrieren möchte.

1.

Im Jahre 1929 hatte WILDER, damals Assistent an der Wiener Neurologischen Universitätsklinik und Schüler Emil REDLICHS, auf dem 20. Deutschen Neurologenkongreß in Dresden die Grundidee des „Ausgangswert-Gesetzes“ zum ersten Mal als Vortrag bekanntgemacht, der ein Jahr darauf im Druck erschien und damit zunächst allen Fachkollegen der Neurologie und Psychiatrie zugänglich geworden war[1]. Bereits 1931 machte WILDER jedoch einen wesentlich breiteren Leserkreis durch eine Veröffentlichung in der bekannten „Klinischen Wochenschrift“[2] mit seiner Idee vertraut und formulierte sein „Gesetz“ in deutscher Sprache; später, als Professor für klinische Neurologie am New Yorker Medical College, übernahm er diese verbale Fassung auch ins Englische. Er nannte das Ausgangsgesetz nunmehr „The Law of Initial Value“ (LIV), ließ aber auch die Bezeichnung „rule“ anstelle „law“ gelten, da öfter im deutschsprachigen Publikationsbereich auch von der „Wilderschen Ausgangswert-Regel“ die Rede gewesen war[3]. In jahrzehntelangem Bemühen weitete WILDER seine Formulierungen zu einer umfassenderen Theorie der Reize und Reizbeantwortung aus, die uns in ihrer letzten Konturierung in seiner Monographie „Stimulus and Response“ aus dem Jahre 1967 gedruckt vorliegt[4]. Zum intensiven Studium diesbezüglicher Prozeßverläufe sowie der erforderlichen Faktengewinnung war von WILDER 1957 die schon erwähnte „International Basimetric Society“ gegründet worden; deren Journal, die

„BASIMETRY", auf breite Interdisziplinarität und Internationalität orientiert war, und — wie das Vorwort der Erstausgabe bekundet[5] — in schöpferischer Vereinigung von Analyse und Synthese dazu beitragen sollte, die Ansprüche dieses LIV zu rechtfertigen, wie sie WILDER formuliert hatte: ein empirisches, experimentell gewonnenes, generelles, biologisches, fundamentales, quantitatives und statistisches Gesetz zu sein[6]. Es schien dem Begründer nicht unmöglich, seine Lehre von den reizbedingten Antwortreaktionen des Organismus mit Hilfe dieses Gesetzes sowie durch eine generelle konsequente Anwendung der Basimetrie zu einer Art „Relativitätstheorie der Medizin" auszubauen[7]; schon 1967 hatte er keineswegs oberflächliche oder gar gewaltsam konstruierte Bezüge beispielsweise zur Theorie offener Systeme, zur PAWLOWschen Lehre, dem Stresskonzept SELYES und zu den Modellvorstellungen der Regulation und Kybernetik hergestellt. Auch die Homöopathie[8] schien ihm vom Phänomen der paradoxen Reaktion und gleichermaßen von der auffälligen Wirksamkeit gerade auch kleinster Reizdosierungen her — wie sie etwa im ARNDT-SCHULZschen Gesetz postuliert waren — neu überdenkenswert, besonders im Hinblick auf die bekannten Beziehungen zwischen Konstitution und Therapie überhaupt, auch außerhalb der HAHNEMANNschen Konzeption[9].

Die engsten Bezüge des WILDERschen Konzeptes bestanden naturgemäß zur biologischen Rhythmusforschung. Schon in seiner Erstveröffentlichung nennt WILDER den „Dauerreiz", unter welchem das vegetative Nervensystem steht, als den „Reiz des Lebens", der „sehr bald zu einem vollständigen Erlöschen der Erregbarkeit, i. e. zum Tode führen (würde), wenn nicht der Antagonismus der Systeme und das Rhythmische, das Intermittierende an allen Lebensvorgängen dem entgegenwirken würde" (s. Anm. 2, a. a. O. S. 1891). Damit war biorhythmologisches Terrain betreten, und es war mehr als folgerichtig, daß DRISCHEL bereits 1967 seinem I. Biokybernetischen Symposium in Leipzig einen Verhandlungshalbtag der Thematik „Basimetrie" einräumte, zu welchem WILDER jedoch nicht persönlich sprechen konnte[10]. Er starb am 31. 10. 1976 in West Hartford (Connecticut)[11].

WILDER ging als Neurologe von den beiden schon vom PFLÜGERschen Zukkungsgesetz her bekannten Phänomenen „Erregung" und „Erregbarkeit" aus und formulierte 1931: *„Je stärker die Erregung der vegetativen Nerven, der Tätigkeitsgrad des vegetativen Organes, desto geringer ist ceteris paribus ihre Erregbarkeit für fördernde, desto stärker ihre Ansprechbarkeit für hemmende Reize. Erreicht der Erregungs-, der Aktionszustand im Moment vor der Reizung gewisse höhere Grade, so wird die Reaktion — wahrscheinlich infolge Bestehens antagonistischer Systeme — paradox"* (s. Anm. 2, l. c. S. 1890). Jene „paradoxe Reaktion" hatte SELBACH/Berlin schon 1954 als Effekt einer „kritischen Regelung" angesehen und eine solche für das Zustandekommen des epileptischen Anfalles verantwortlich gemacht; das physikalische Analogon sah er im Modell der BETHEschen „Kippschwingungen“ (tilt- (oder auch tip-) swinging system)[12]. Die Bedingungen für funktionelle Systeme dieser Art waren nach seiner Meinung das Vorhandensein einer bipolaren Organisation, einer begrenzten Erregbarkeit, der Tendenz zur Schwingung vitaler Funktionen um einen gewissen mittleren Wert (dem Sollwert) sowie die Fähigkeit einer möglichst raschen Kompensation etwaiger Auslenkmanöver aus dieser mittleren Schwankungsbreite in entweder unmerklichen oder deutlich phasisch ausgeprägten Rückschwingungen (s. Anm. 5, a. a. O. S. II).

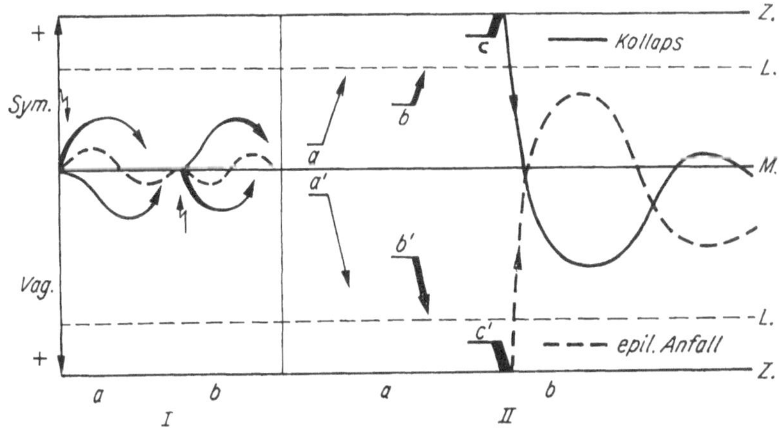

Abb. 1. Schematische Darstellung der vegetativen Grundregeln.
Sym: Sympathikus; Vag: Parasympathikus (Vagus); *a*, *b*, *c*: verschiedene Ausgangswerthöhen nach WILDER im ergotropen Feld; *b'*, *c'*: im trophotropen Bereich. *c* bzw. *c'* bedeuten Extremsituationen. I: Darstellung der Induktionsregel, II: Darstellung der Ausgangswertregel (s. Text). Aus: SELBACH, H. 1953 (s. Anm. 13, Abb. 15).

Der Gedanke der „kritischen“ Regelung führte SELBACH zum Begriff der „Krise“, die bald seinen Eigennamen trug und von WILDER als „Three phasic crisis“ zitiert wurde (*SaR*, S. 80). Die entsprechende Abbildung aus dem Handbuchartikel SELBACHS[13] über die cerebralen Anfallsleiden 1953, ebenfalls von WILDER übernommen, vermag das Wesen der „WILDERschen Ausgangswertregel“ zu demonstrieren (s. Abb. 1). Die Betrachtungsweise geht davon aus, daß die beiden Antagonisten Sympathikus und Parasympathikus eine permanente Aktivitätsasymmetrie aufweisen, da eintreffende „Reize“ primär die Erregung des konstitutionell reaktionsbereiteren Protagonisten bedingen und als Sekundärerregung eine bremsende Wirkung des Antagonisten veranlassen. Physiologischerweise wird durch diese oszillatorische Reaktionsform das vege-

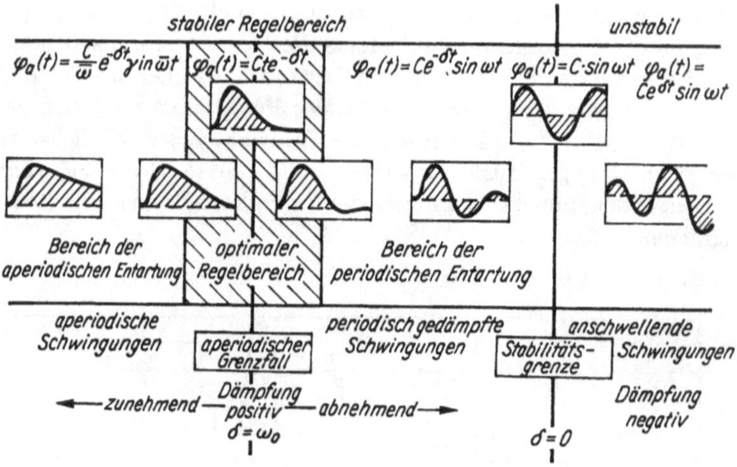

Abb. 2. Einschwingverhalten kybernetischer Regelsysteme nach DRISCHEL. Aus: DRISCHEL, H.: s. Anm. 10; a. a. O. S. 20, Abb. 7.

tative Gleichgewicht erhalten[14]. SELBACH hat deshalb die „paradoxe Reaktion" als Zusammenbruch eines Reglersystems im Sinne der periodischen Entartung mit negativer Dämpfung (s. dazu Abb. 2 nach DRISCHEL) erklärt.

2.

WILDERS wörtliche Fassung seines Ausgangswertgesetzes drückt, besonders im ersten seiner beiden Sätze (und hierin der bereits erwähnten ARNDT-SCHULZschen Regel vergleichbar) ein reziprokes Geschehen aus, das seit 1952 Anlaß zu einer heftigen Polemik gegen den Begriff „Gesetz" führte. Diese Kritik basierte darauf, daß immer dann, wenn eine Abweichung (b) von einem Ausgangs- oder Basiswert (a) dem a-Wert gegenübergestellt wird, eine Korrelation a: (a — b) vollzogen wird. Und tatsächlich ist auch WILDER so vorgegangen, und es hat eine ganze Reihe von Autoren das Vorliegen der WILDERschen Beziehungen als gesichert vorhanden auf Grund einer solchen Beobachtung bejaht. Die Transformation der Werte a und b in die Beziehung $a : (a - b)$ oder $a : (b - a)$ führt jedoch zu einer Autokorrelation, die um so strammer ausfällt, je mehr die Korrelation der untransformierten Werte $a : b$ gegen Null geht und ist insofern ein statistisch unerlaubter Akt. Schon 1951 hatte v. D. BIJL ihn als eine der „5 Fehlerquellen in naturwissenschaftlicher Forschung" herausgestellt. Es heißt dort diesbezüglich ganz eindeutig: „Wenn zu einer biologischen Meßgröße die ihr nachfolgende Änderung in Beziehung gesetzt wird, so

Tabelle 1

Blutdruckwerte von $n = 11615$ unausgewählten Kurpatienten in Bad Elster während zweier Jahre (1957/1958) über je 11 Monate verteilt zu Kurbeginn und am Kurende sowie deren mittlere Änderungen (aus: WAGNER, H.: Veränderungen des systolischen Blutdruckes am Beginn und während eines Kuraufenthaltes in Bad Elster. Z. angew. Bäder- u. Klimaheilkd. 9 (1962) 133–140, Tab. 1, S. 135)

Anfangs-blutdruck in Torr	Mittlere Änderung während der Kur in Torr	Mittlerer End-blutdruck in Torr
90	19,3	109,3
100	11,4	111,4
110	7,4	117,4
120	2,1	122,1
130	−2,0	128,0
140	−5,8	134,2
150	−9,0	141,0
160	−12,2	147,8
170	−15,3	154,7
180	−18,8	161,2
190	−21,0	169,0
200	−27,4	172,6
210	−34,5	176,5
220	−33,8	186,2
230	−40,7	189,3
240	−39,5	200,5

ergibt sich im Mittel immer eine scheinbare ‚paradoxe' Reaktion, das heißt, hohe Werte gleiten nach unten ab und tiefe werden angehoben"[15]. Mit welcher Geradlinigkeit dies zutrifft, möge eine Zusammenstellung systolischer Blutdruckwerte von 11615 unausgewählten Kurpatienten belegen, deren Differenzen zwischen Kurbeginn und Kurende gemessen wurden (s. Tab. 1).

Am klarsten wurde die diesbezügliche Kritik wohl von PROPPE und BERTRAM[16] vorgetragen. Diese beiden Autoren wiesen am Würfelbeispiel nach, daß bei einer Korrelation $a : b$ mit dem Idealwert Null durch die Transformation in $a : (a - b)$ ein Korrelationskoeffizient $r \doteq -\sqrt{1/2} = -0{,}707$ resultiert. In der Kieler Hautklinik unter ihrem damaligen Direktor A. PROPPE war dieser Fehlschluß als „Proppe-Effekt" berühmt-berüchtigt (s. Anm. 15). Die Abhängigkeit $r = -\sqrt{1/2} = -0{,}707$ besteht immer für zwei standardnormalverteilte Zufallsgrößen X und Y und deren Reihen $(x)i$ und $(y - x)i$, womit bei identischer Verteilung von X bzw. Y eine „Ausgangswertbezogenheit" repräsentiert wird. So ergeben z. B. bereits 100 Pseudozufallszahlen bei Simulation einer Standardnormalverteilung gute Näherungen an den theoretischen Wert $\sqrt{1/2}$[16]. Eine solche „Ausgangswertbezogenheit darf keinesfalls mit einer „Ausgangswertabhängigkeit" identifiziert werden — und genau dies ist bei vielen Arbeiten, die, auch von WILDER selbst — als Beweis für die Gültigkeit des LIV herangezogen worden sind, der Fall gewesen! Diese statistische Kritik kulminierte in der Aussage von POLAK und KNOBLOCH: „Die Wildersche Formulierung ergibt Scheinerkenntnisse ... Das Ausgangswertgesetz nach Wilder führt eine Scheinexistenz, es ist ein Scheingesetz"[17].

Jene statistischen Überlegungen sind in sich richtig, nur treffen sie allein nicht die Ganzheit der WILDERschen Beobachtungen und erklären vor allem nicht das Wesen der „paradoxen" Reaktion im Sinne der SELBACHschen Krise. Sie reduzieren den Gehalt des „Gesetzes" auf die mathematische Gegenüberstellung von Einzelmeßwerten und ließen zunächst den Einwand offen, daß WILDER eigentlich „Kurvenflächen" , wie er das genannt hat — wir würden heute wohl „Regelflächen" dazu sagen —, beurteilt.

Die Abbildung 3 gibt die Originalabbildung der Adrenalinversuche WILDERS wieder. Die Kurvenflächen wurden von 15 Punkten gewonnen, die Abweichungen gegen die Basislinie bedeuten, welche als Horizontale durch den Ausgangs-

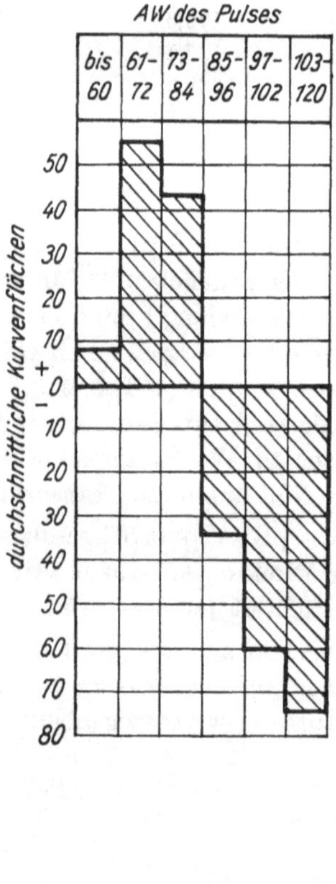

Abb. 3. Zusammenfassende Darstellung aller „Adrenalinpulskurven" der WILDERschen Versuche. Abszisse: Ausgangswerte-Gruppen; Ordinate; Durchschnittliche Plus- bzw. Minusabweichungen der „Kurvenflächen". Aus: WILDER, J.: s. Anm. 2; a. a. O. S. 1889.

wert gezogen worden war; im Grunde lag also auch die $a : (a - b)$-Korrelation vor. Die erhaltene Fläche wurde als „durchschnittliche Veränderung je Minute" der 15 Pulswerte dargestellt. Mit solcher Durchschnittsbildung wurde die intraindividuelle Varianz beseitigt; die interindividuelle Varianz versuchte WILDER durch Gruppenbildung „benachbarter" Ausgangswerte und Bildung erneuter Durchschnitte der „Ausgangswertgruppen" zu eliminieren. Er machte besonders darauf aufmerksam, daß eine Anwendung des LIV „nur für den Vergleich von Gruppen von Versuchen miteinander oder von Serienwerten am einzelnen Individuum" möglich ist. Diese Klarstellungen erfolgten 1958[18]; später natürlich auch ausführlicher in WILDERS Monographie (*SaR*). Die $a : (a - b)$-Kontroverse war damit jedoch keineswegs prinzipiell widerlegt, sondern nur scheinbar in ihrer Schärfe abgestumpft und zudem sachlich verschleiert.

Eine kritische Durchsicht vieler bisher veröffentlichter Arbeiten, die experimentelle oder klinisch-therapeutische Befunde im Sinne des LIV ausgedeutet haben, belegt, daß tatsächlich recht häufig mit jener Korrelation $a : (a - b)$ gearbeitet und somit eine anfechtbare Aussage gemacht wurde und wird. Wir verfolgen dies seit 1954, haben zum Grundsätzlichen dieser Problematik 1962 ausführlicher begründend Stellung bezogen und 1972 unsere „Ergebnisse eines biometrisch-klinischen Arbeitskreises" in Bad Elster zusammengefaßt darge-

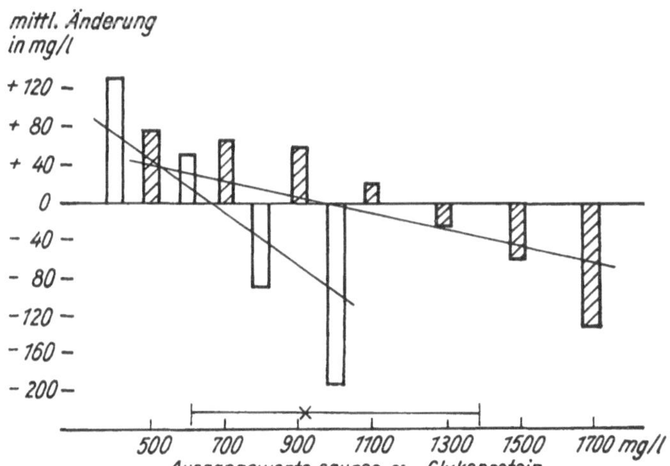

Abb. 4. Darstellung der mittleren Änderungen der sauren α_1-Glykoproteine (mg/l) im Serum von 500 Kranken mit Rheumatoid-Arthritis (schraffierte Säulen) zu Beginn und am Ende der Kurbehandlung sowie 20 Gesunden (leere Säulen) im Abstand von je einem Monat mit eingezeichnetem Normalbereich nach der cross-over-Methode. Aus: JORDAN, H., A. PETER, H. WAGNER: Z. ges. inn. Med. 38 (1983) 157–160; Abb. 2, S. 158.

stellt[19]. Eine weitaus demonstrativere, deshalb beliebte, keineswegs aber weniger problematische Form der $a : (a - b)$-Korrelation liegt vor, wenn die sogenannte „cross-over“-Methode zur graphischen Darstellung der Abhängigkeit von Ausgangswert-Endwert benutzt wird, bei welcher die Plus-respektive Minusabweichung der Endwerte vom jeweiligen Ausgangswert diesem gegenübergestellt werden, ähnlich der in Abbildung 3 gezeigten Darstellungsart der WILDERschen „Kurvenflächen“. Der „cross-over-point“ markiert dabei denjenigen Ausgangswert, bei welchem keine Veränderungen auftreten, also einen „Nullpunkt“. Man beobachtet das logische Phänomen, daß sich „niedrige“ Ausgangswerte relativ erhöhen, höhere dagegen erniedrigen — also genau das, was das LIV voraussagt. In Abbildung 4 sind auf diese Weise die Veränderungen von Meßwerten der sauren α_1-Glykoproteine bei Kranken mit Rheumatoid-Arthritis (schraffierte Säulen) unter einer Kurbehandlung und zugleich auch solche von gesunden Probanden (leere Säulen) dargestellt. Der allgemein angenommene „Normalwert“ für diesen Parameter ist über der Abszisse eingezeichnet. Man könnte hieraus auf einen echten Kureffekt schließen, der in Richtung „Normalisierung“ abläuft. Läßt man 25 Patienten je zu Anfang und Ende ihrer Kurbehandlung würfeln und trägt die Ergebnisse ebenso auf (s. Abb. 5), so könnten wir ebensogut folgern, die Erhöhung oder Erniedrigung ihrer Würfelzahlen sei durch eine Kurbehandlung bedingt — ein Scherz, auf den schon JESSEL 1968 einmal aufmerksam gemacht hat (s. Anm. 15). Der cross-over-point befindet sich bei fast genau 3,5; die Korrelation $a : b$ beträgt

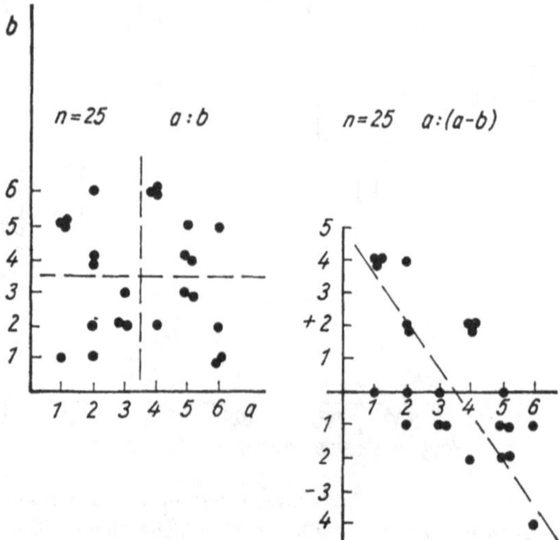

Abb. 5. Cross-over-Darstellung von 25 Würfelzahlenpaaren und Gegenüberstellung der Korrelationen $a : b$ und $a : (a - b)$.

$r = -0{,}05$, diejenige von $a : (a - b)$ $r = -0{,}65$, also wiederum sehr nahe dem theoretisch zu erwartenden Wert von $-\sqrt{1/2}$. Die Abbildung 5 zeigt zudem, wie sich das Verteilungsbild der beiden Korrelationen ausnimmt. Der cross-over-point besitzt in beiden Darstellungen den gleichen Wert. Dabei gilt für das Würfelspiel, daß der Durchschnittswert aller erwürfelten „Augen“ um so genauer mit dem 3,5-fachen der Wurfzahl übereinstimmt, je größer die Anzahl der Würfe war.

Die Abbildung 4 zeigt aber nun etwas ganz Wesentliches: eine Winkeldrehung der beiden Regressionsgeraden der Kranken und der Gesunden. Wenn man die Regression der „Gesunden“ als das Normalverhalten ohne Therapieeinwirkung, m. a. W. als „aleatorisch“ ansieht, repräsentiert die Abweichung der Regressionslinie der Patienten gewissermaßen den therapiebedingten, also „determinierten“ Streuungsbereich. In einer solchen Trennung aleatorischer und determinierter Streuungsanteile[20] liegt nun die einzige Möglichkeit, die Mißverständnisse auszuräumen, zu denen eine falsche Interpretation des LIV verleiten kann[21]. Dazu muß also grundsätzlich die $a : (a - b)$-Darstellung verlassen werden und die Untersuchung der Verteilungen der untransformierten Werte a und b erfolgen. Für den in Abbildung 4 gezeigten Fall erwies sich eine signifikante Abnahme der Streuung der Meßwerte nach der Behandlung[22]. Mithin kommt der Streuungsanalyse, d. h. der Bestimmung von Mittelwert, Streuung, Asymmetriegrad, Korrelation und Regression, wie sie WAGNER an unserem Institut schon 1962 in die Diskussion um das WILDERsche Gesetz eingebracht hat[19], die größte Bedeutung zu. Auch unter Verwendung der untransformierten Korrelation $a : b$ ließ sich sowohl im biometrischen Modell (s. Anm. 10, a. a. O. S. 282–287) als auch im praktischen Versuch z. B. am Verhalten des Blutdruckes[23] nachweisen, daß die Ansprechbarkeit tiefer Ausgangswerte bei Einwirkung von „fördernden“ Reizen, diejenigen von hohen Ausgangswerten jedoch bei „hemmenden“ Reizen am stärksten ist und daß somit die Voraussagen des LIV für den Fall regulativer, also schwingender, Reaktionssysteme zutreffen. Es soll hierzu besonders betont werden, daß auch andere transformierte Korrelationen, etwa die Verwendung von Quotienten $\left(\text{Typ } a : \left(\frac{a}{b}\right)\right)$ oder von Prozentzahlen $\left(\text{Typ } a : \frac{a}{b} \cdot 100\right)$, mit dem gleichen statistischen Grundfehler behaftet sind (s. dazu die sehr anschaulichen Punktwolkendiagramme von WINNE[24]).

3.

Jede Therapiebeurteilung beruht auf dem Vergleich mindestens zweier Meßwerte[25] relevanter Observabler zu Beginn und Ende der Behandlungszeit; im einfachsten Falle können wir deshalb von einer Ausgangswert-Endwert-Problematik sprechen (s. Anm. 19). Eine solche „Problematik" besteht natürlich aber für jede Betrachtung zweier abhängiger Meßwerte auch ohne direkten Bezug zum Zeitintervall. Jede Observable stellt dabei eine Zustandsvariable (state variable) dar, und das unter ungestörten Bedingungen der gemessenen Funktion zu beobachtende Pendeln der Meßwerte um eine bestimmte Mittellage umfaßt den „normalen" Variabilitätsspiel- aber auch -grenzraum (s. dazu Anm. 18), den sogenannten state space[26]. Ein herausgegriffener Basiswert, base value, ist demnach ein Zeitreihenmeßpunkt entlang der Basislinie, base line, die ihrerseits wiederum längerfristigen Schwingungen im Sinne einer Amplituden- oder Frequenzmodulation bzw. eines Trends unterworfen sein kann, ohne daß dabei der „normale" Variationsbereich[27] verlassen zu werden braucht. Der Organismus hat stets die Tendenz, über eine dynamische zentralnervöse Koordination eine Funktionsstabilisierung der Regulationsmechanismen zu erreichen; er repräsentiert ein „Multioszillatorsystem" mit ordnungsbildender Fähigkeit, wie sie allen dissipativen Strukturen eigen ist[28]. Die ungestörte Biorhythmik der Funktion kann informationstechnisch als „Rausch"-Effekt, d. h. als im signaltechnischen Sinne vernachlässigbar, angesprochen werden; im Sinne der Biostatistik als ein aleatorischer Anteil der Streuung wie im Beispiel der Abbildung 4. Eine solche „biorhythmische Grundstreuung" zu kennen — WILDER nannte sie „spontaneous fluctuations" — ist die unbedingte Erfordernis der Basimetrie; ihre Grundfrage lautet, so WILDER, zu wissen „how spontaneous is spontaneous?"[29]. Dies ist nun tatsächlich das Grundproblem der Basimetrie: das Finden einer jeweils relevanten und zugleich meßbaren „baseline" sowie deren „baseline movement". Alle derartigen Meßwerte stellen numerische Funktionen von Variablen dar, die einer bestimmten biorhythmischen gegliederten Ordnung unterliegen. Das Ausmaß der korrelativen Abhängigkeit der gemessenen Werte wird entscheidend von der Frequenz- und Amplitudencharakteristik der Biorhythmen und zugleich damit von der Meßdichte („Abtastmodus") bzw. den Meßzeitintervallen innerhalb des Meßzeitraumes bestimmt. Die Kenntnis der biorhythmischen Phasenlage erlaubt die Wahl optimaler Meßintervalle oder willkürlich gewählte Meßintervalle können die biorhythmische Phasenlage aufdecken helfen. Die Verteilungscharakteristik — Streubreite und Streuungsasymmetrie[30] — ist deshalb eine Widerspiegelung der Biorhythmik, die Basimetrie ein methodisches Teilstück der Biorhythmometrie[31]. Die Variabilität von Meßwerten ist damit schon physiologischerweise groß, denn die Rhythmologie geht von der Existenz sogenannter „circametrischer Perioden", also von zeitlich nicht exakt abgrenzbaren Phänomenen aus und weist in ihrer Amplitudengestaltung die von KLAGES so genannten A-, Hypo-, Eu-, Hyper- und Dysymatien auf, die mehr beschreibenden als definitorischen Charakter haben[32].

Einschränkend ist zu sagen, daß durchaus nicht alle therapierelevanten Meßwerte stetig bzw. kontinuierlich verteilte Größen sind, die jeden beliebigen Wert zwischen zwei benachbarten ganzen Zahlen einnehmen könnten. Häufig handelt es sich bei solchen Meßwerten um Rangplatzangaben wie etwa Titerstufen, Stärkegrade von Laborreaktionen, Zensuren im weitesten Sinne, deren Variabilität nicht im Sinne des Fehlerverteilungsgesetzes interpretierbar ist. In solchen Fällen liegen diskrete Verteilungen vor; und ein biostatistischer Grundsatz lautet, daß ein Merkmal „solange als stetig verteilt anzunehmen (ist), als weder vom Logischen noch vom Sachlichen her ein Einwand gegen diese Annahme geltend gemacht werden kann“[33].

Eine zuverlässige Vergleichsunterlage für die Therapiebeurteilung, wie sie MARTINI fordert, setzt deshalb im Grunde sauber gewonnene und aufgearbeitete kollektive Meßdaten voraus; Normwerte müssen kollektivstatistisch ermittelten Varianzspektren entstammen oder durch längerfristige individuelle Datenerhebungen zu ermitteln versucht werden. Dabei spielen besonders die längerwelligen circametrischen Perioden eine beachtenswerte Rolle, etwa die Circaseptanperiodik, mensuale, saisonale oder circaannuale Zeiträume, da diese zu stärkeren Auslenkungen der Basiswerte führen können. Vergleichend-therapeutische Untersuchungen müssen derartige Varianzen auf jeden Fall einbeziehen. Solche Auslenkungen sind keineswegs pathologisch, sondern situationsphysiologisch zu bewerten, obschon es natürlich eine echte „Saisonpathologie“ gibt[34].

4.

Die Kurorttherapie bietet für das Studium basimetrischer Probleme insofern ein geeignetes Studienfeld, als es sich bei ihr um eine serielle Applikation physikalischer Reize, der Physiotherapiemittel, über meist 4 oder 6 Wochen handelt, die an die reaktive Leistung des menschlichen Organismus im allgemeinen deutlich spürbare Anforderungen stellen. Eine bei Kurbeginn noch laufende pharmakologische Behandlung wird nach Möglichkeit unverändert weitergeführt, so daß die balneologische Gesamtbehandlung stets als neuer therapeutischer Eingriff gewertet werden kann[35]. Eine solche serielle Therapieform besitzt insgesamt eine adaptive Charakteristik[36], die im Sinne der WILDERschen Überlegungen besonders interessant ist, da wiederholte Reize dem LIV entsprechend zu biologischer Rhythmusbildung führen und damit zu einem Einflußfaktor für die biorhythmische Grundstreuung für jeden Patienten werden können. Schon BETHE hatte 1940 mit dem „neuen, sehr handlichen Modell“ der Glimmlampentechnik „die biologischen Rhythmus-Phänomene als selbständige bzw. erzwungene Kippvorgänge betrachtet“[37]. Die WILDERschen Vorstellungen hierzu seien durch die folgende Abbildung 6 belegt; er erklärt die Entstehung biologischer Rhythmen als Folge einer reaktiven Reizbeantwortung („erzwungene Schwingung“) im Sinne seines Ausgangswertgesetzes[38].

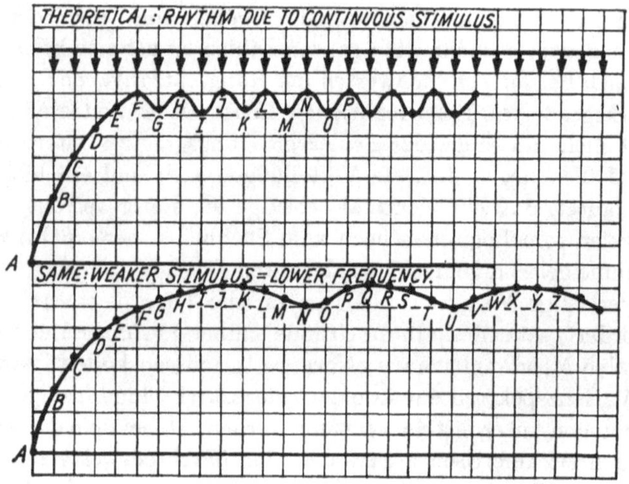

Abb. 6. Die Beziehungen des LIV zur Entstehung von Biorhythmen. Aus: *SaR*, Abb. 24, S.

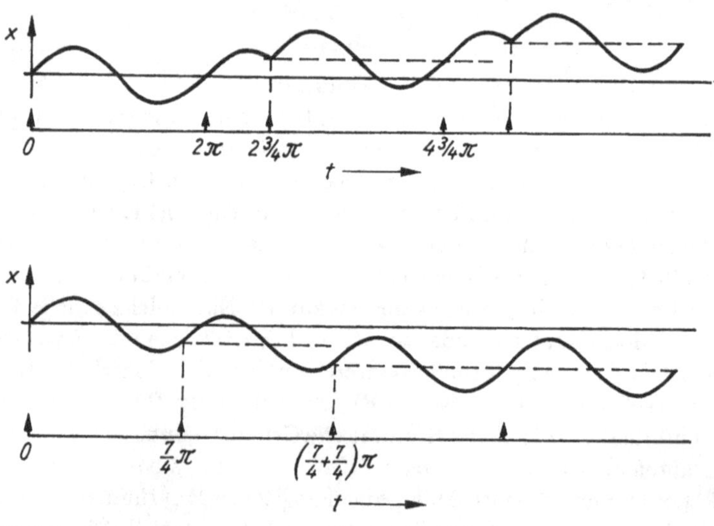

Abb. 7. Modellbeispiel eines „timing error" von Reizeinwirkungen (Pfeile) auf den Ablauf einer Sinuskurve, die zu einer Erhöhung (obere Kurve) oder zu einer Erniedrigung (untere Kurve) der Basislinie führen („baseline-movement"), s. Anm. 39; a. a. O. S. 150, Abb. 4.

Andererseits gilt naturgemäß auch, daß gegebene Biorhythmen durch phasenunabhängig einwirkende Reize (sog. „timing error“) zu Phasenverschiebungen sowie Veränderungen der „base-line“ gezwungen werden können; ein Modellbeispiel dazu zeigt die Abbildung 7[39].

Das wesentliche Problem der Therapiebeurteilung liegt im besonderen darin, die unterschiedliche individuelle und kollektive Variabilität der Körperfunktionen[40] sowie deren Änderungen im Behandlungsverlauf — mit anderen Worten, die dynamische Phänomenologie der base-value-Zeitreihen — zu erfassen. Ich möchte Ihnen dazu Beispiele aus unseren Untersuchungsserien vorstellen:

1. In Abbildung 8 sind oben die kollektiven Mittelwerte der morgendlichen Körperkerntemperatur von 66 Patienten innerhalb des 2.—25. Kurtages dargestellt. Aus ihnen lassen sich die Streuungen der Temperaturänderungen von Tag zu Tag berechnen (unterer Teil), die wir als „s^2-delta-KKT-Werte“ bezeichnen und die eine Maßzahl für reaktivdynamische Änderungen des Kollektives abgeben. Zunahmen derselben bedeuten verstärkte kollektive Labilität, Abnahmen dagegen verstärkte kollektive Stabilität. Dem entsprechend verhalten sich die interdiurnen s^2-delta-Werte in etwa entgegen-

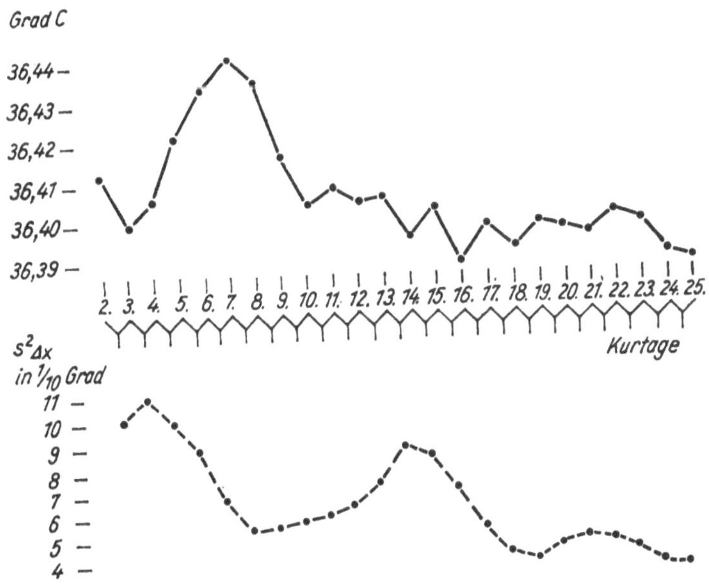

Abb. 8. Mittelwerte der Körpertemperatur (oberer Kurvenzug) von 66 Patienten innerhalb des 2.—25. Kurtages (Abszisse) und die Streuung der täglichen Änderungen $s^2\Delta_{KKT}$ in 1/10 °C (unterer Kurvenzug).
Y = Markierung der für die Messung der $s^2\,\Delta_{KKT}$-Werte benutzten Kurtage.

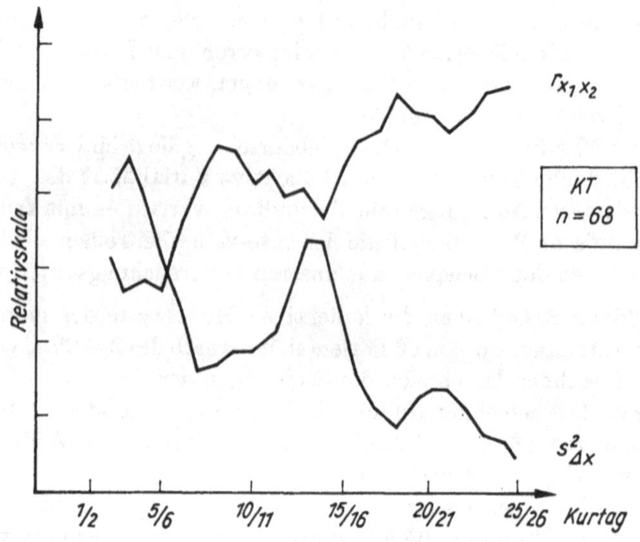

Abb. 9. $s^2\Delta_{KKT}$-Werte von $n = 68$ Kurpatienten im Verlauf einer 26tägigen Kurbehandlung (untere Kurve) und dazu Verlauf der formalen Korrelationskoeffizienten $r_{x,y}$ (obere Kurve). WAGNER, H.: noch unveröffentlicht.

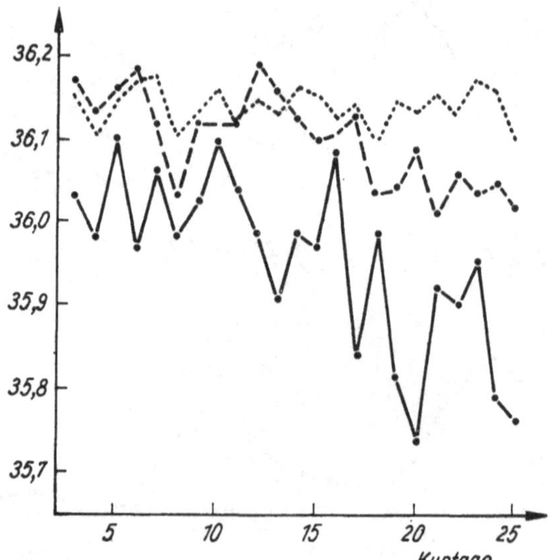

Abb. 10. Verlauf der kollektiven Mittelwerte der KKT in 3 nach der Größe ihrer $s^2\Delta_{KKT}$-Werte unterteilten Kollektiven ($n = 66$). (WAGNER, H.: noch unveröffentlicht); ———: höchste s^2-Δ-Werte.

gesetzt zum Verlauf des Korrelationskoeffizienten, wie die Abbildung 9 belegt.

2. Auf Grund der individuellen $s^2\Delta_{KKT}$-Werte lassen sich im Kollektiv Gruppen mit niedriger, mittlerer und starker individueller Varianz bilden. Die Abbildung 10 zeigt drei solcher Gruppen, wobei erkennbar wird, daß die Gruppe mit den höchsten Streuungswerten (unterste Kurve) im Kurvenverlauf deutlich zu ständig niedriger werdenden KKT-Mittelwerten neigt, sich also reaktionsdynamisch auffällig verhält. Dabei ist zu beachten, daß die KKT generell eine deutlich rechtsasymmetrische Wertverteilung aufweist (s. Anm. 30; Wagner, Jordan und Hillig 1983). Reaktionsdynamik und Asymmetrie stehen also in konkreten Beziehungen zueinander. Wie sehr

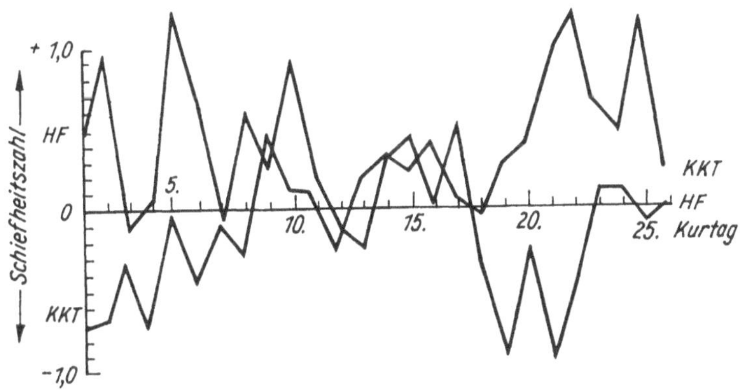

Abb. 11. Wechsel von einer Rechtsasymmetrie (= KKT-Werte) zu einer Linksasymmetrie und umgekehrt (Herzfrequenz; HFR).

sich der Asymmetriecharakter einer Verteilung ändern, ja, geradezu in sein Gegenteil wandeln kann, mögen zwei Beispiele für die KKT und die HFR (Abb. 11) zeigen. Die negativen Zahlen bedeuten dabei Rechtsasymmetrie, die positiven Linksasymmetrie (s. dazu Anm. 30).

3. Als Beispiel für ungezielte und durch spezielle Therapiemaßnahmen hervorgerufene kollektive Änderungen seien Körpergewichte (KG) unter einer Kurbehandlung betrachtet. Die Abbildung 12 gibt die Entwicklung der KG von 98 Kindern während einer 6wöchigen Kinderkur wieder: die obere Kurve zeigt die mittlere Gewichtszunahme in Gramm gegenüber dem Wachstum Körpergewichts Trend im Kurzzeitraum[41], die wiederum typisch etwa ab 14. Kurtag beginnt. Zur gleichen Zeit tritt eine deutliche Zunahme der $s^2\Delta_{KG}$-Werte auf, die die kollektive Labilisierung kundtut und zeigt, daß bei stetigem mittlerem Gewichtsanstieg auch Gewichtsabnahmen stattfin-

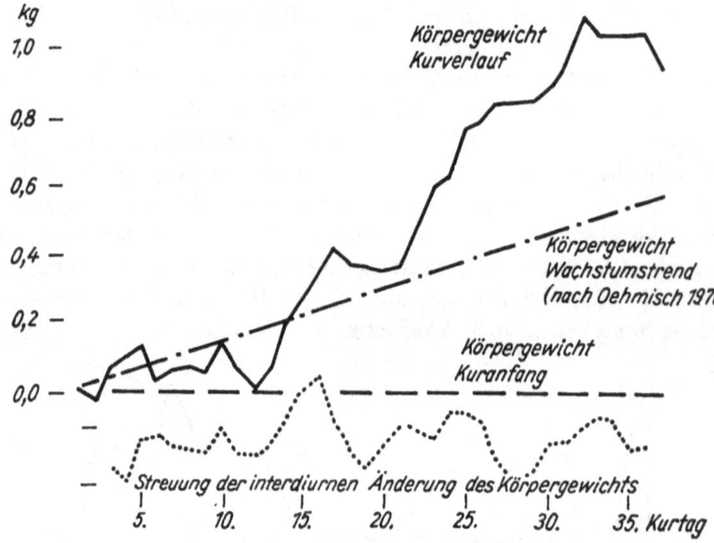

Abb. 12. Verlauf der Körpergewichtsentwicklung in g (obere Kurve), des Körpergewicht-Wachstum-Trends (unterbrochene Gerade) sowie der $s^2\Delta_{KG}$-Werte (punktierte Kurve) bei 98 Kindern unter einer Thalassotherapie. Aus: WAGNER, H., und H. JORDAN: Zur Beurteilung von Änderungen des Körpergewichtes bei thalassotherapeutischen Kinderkuren. Z. Physiother. **32** (1980) 333–342.

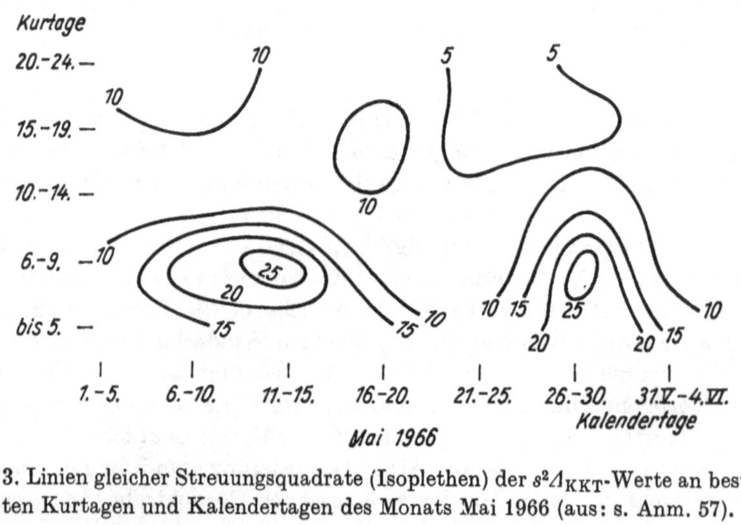

Abb. 13. Linien gleicher Streuungsquadrate (Isoplethen) der $s^2\Delta_{KKT}$-Werte an bestimmten Kurtagen und Kalendertagen des Monats Mai 1966 (aus: s. Anm. 57).

den müssen. Ein analoges Verhalten läßt sich auch bei erwachsenen Adipösen unter einem strengen körpergewichtswirksamen Diätregime etwa ab 10. Kurtag beobachten[42].

4. Die Abbildung 13 soll belegen, daß sich auch im Wetterablauf eines Kalendermonats die kollektive Labilität bzw. Stabilität des Verhaltens der Körpertemperatur widerspiegelt. Hier sind die Streuungsquadrate der täglichen Änderungen in Form von Isoplethenkurven dargestellt, die 2 Häufigkeitsmaxima, am 6.—9. Kurtag bzw. am 06.—11. Mai 1966 sowie am 26.—31. Mai desgleichen Jahres aufweisen. Zum ersten Maximum herrschte strahlungsreiches Wetter, zum zweiten starke Bewölkung und tägliche Niederschläge. Die nähere Wetteranalyse zeigt, daß witterungsbedingte Differenzen nur am Kurbeginn, d. h. in der sogenannten Akklimatisationsperiode bestehen, während die mit höherer kollektiver Labilität verbundenen Schlechtwetterphasen bei kurortadaptierten Kranken keine auffällige Rolle spielen[57].
5. Die Abbildung 14 macht die biorhythmologische Korrespondenz der Atem- und Herzschlagfrequenz unter dem Einfluß nachhaltiger exogener Effektoren deutlich. Sie gibt die $s^2\Delta$-Messungen beider Funktionen von 52 Ekzempatienten (ohne jegliche Störung der Atem- oder Kreislauffunktion)

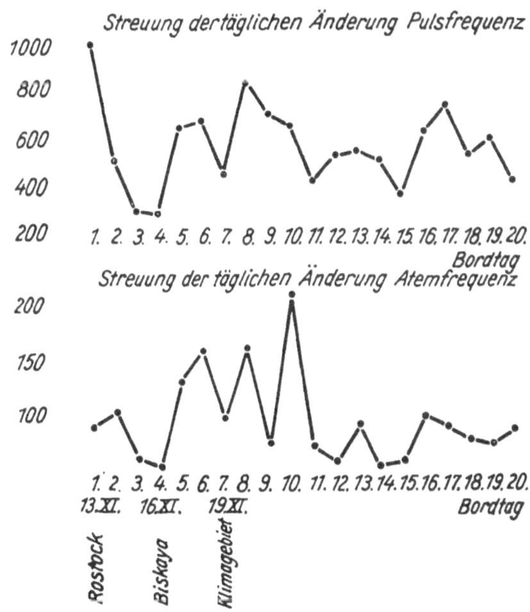

Abb. 14. Streuung der täglichen Änderungen von Puls- und Atemfrequenz im Verlauf der „Hochseeklimakur 1965“ bei 52 Kranken mit endogenem Ekzem (s. Anm. 43; a. a. O. S. 404, Abb. 2) als Beispiel der biorhythmologischen Korrespondenz.

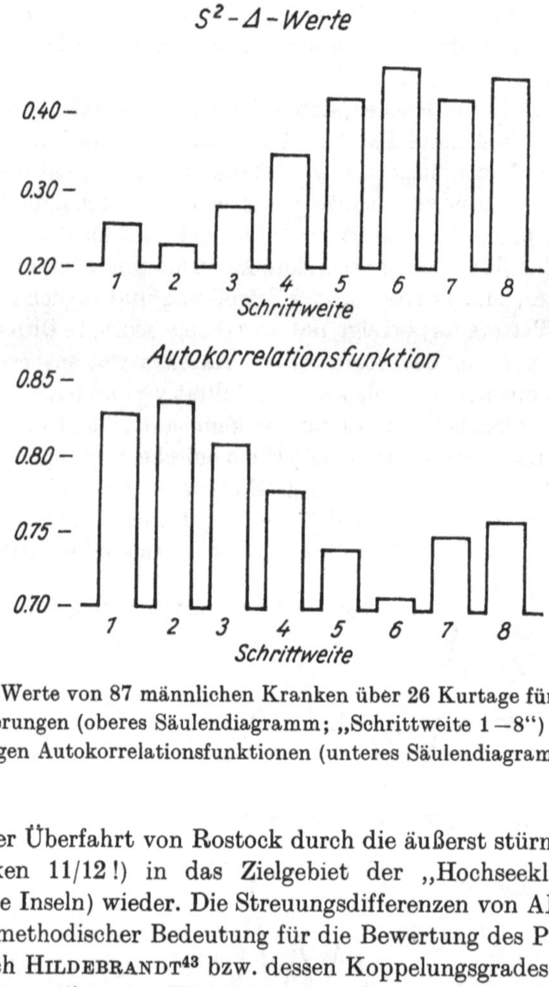

Abb. 15. s^2_{KKT}-Werte von 87 männlichen Kranken über 26 Kurtage für die 24- bis 192-stündigen Änderungen (oberes Säulendiagramm; „Schrittweite 1–8") und die dazugehörigen Autokorrelationsfunktionen (unteres Säulendiagramm).

während der Überfahrt von Rostock durch die äußerst stürmische Biskaya (Windstärken 11/12!) in das Zielgebiet der „Hochseeklimakur 1965" (Kanarische Inseln) wieder. Die Streuungsdifferenzen von AF und HF sind dabei von methodischer Bedeutung für die Bewertung des Puls-Atem-Quotienten nach HILDEBRANDT[43] bzw. dessen Koppelungsgrades.

6. Die Abbildung 15 ist im Hinblick auf die grundsätzliche Wichtigkeit der Wahl des Meßzeitintervalls bzw. des „Abtastmodus" für die Zeitfunktion gewählt worden. Sie stellt die Veränderungen der $s^2\Delta$-Werte der 24- bis 192stündigen Änderung der KKT als mittlere Werte von 87 Patienten über 26 Kurtage sowie die dazugehörige Autokorrelationsfunktion dar[1].

Die 24stündige Änderung einer Funktion ist von uns zunächst nur deshalb gewählt worden, weil die circadiane Periodik eine dominierende Rolle für den

[1] Für die Durchführung der Berechnungen bin ich meinem Mitarbeiter Herrn Dr. H. WAGNER sehr zu Dank verpflichtet.

menschlichen Organismus spielt und diesbezügliche Meßwerte relativ leicht gewinnbar sind. Solche Zeitreihen stellen gewöhnlich stochastische Signale mit mehr oder weniger ausgeprägten periodischen Anteilen dar. Sie lassen sich z. B. als Fourier'sche Spektralanalysen oder als Autokorrelationsfunktionen berechnen, wobei den etwa vorhandenen Perioden die entsprechenden Amplitudengrößen zugeordnet und sogenannte Leistungsspektren erhalten werden können.

Es läßt sich zeigen, daß unterschiedliche Patientengruppen — eine genügende Anzahl von Probanden vorausgesetzt — typische Leistungsspektren aufweisen, die zur differentialtherapeutischen Gruppierung benutzt werden können; so z. B. gilt dies für die Diastolendauer des menschlichen Herzens unter dem Einfluß eines Kohlensäurebades, wie wir kürzlich darlegen konnten[55].

Die Autokorrelationsfunktion erweist sich sozusagen als das Spiegelbild der Verlaufstypik von s^2-delta-Werten; wir sind gegenwärtig dabei, unterschiedliche Kollektive in dieser Hinsicht durchzutesten, um noch tiefere Einsichten in die spektrale Bandbreite physiologischer und/oder therapiebeeinflußter Funktionsverläufe zu gewinnen[56], besonders, wenn nichtstationäre, zeitabhängige Signalkennwerte gegeben sind.

Diese Beispiele mögen genügen, um die vielschichtige biorhythmische und zugleich biometrische Problematik anzudeuten, die sich bei der Betrachtung und Bewertung von Ausgangswert-Endwert-Beziehungen stellt.

5.

Die Grundbeobachtungen WILDERS und deren Verdichtung zum „Gesetz“ fielen in eine Zeit lebhafter systemorientierter Forschungen zur Wirkungsweise des vegetativen Systems. Im Jahre 1934 hatte DALE sein Schema des antagonistischen adrenergischen und cholinergischen Systems abgeschlossen und damit ein chemisches und ein topographisches Konzept geschaffen, dessen Integration vorerst offenblieb. HESS hatte schon 1926 anstelle topographisch-chemischer Orientierung versucht, den Begriffen sympathisch und parasympathisch „einen nach der Funktion orientierten Inhalt zu geben“[44], d. h., „Einblick in die integrativen Leistungen des vegetativen Nervensystems“ zu nehmen[45]. So vollzog sich der allmähliche Übergang von einem antagonistischen Konzept zu einem synergistischen Denken, das sich bei der Betrachtung der integrativen Leistungen autonomer Regulationen stets deutlicher aufdrängte (s. dazu auch KROETZ[46]). Diese integrativen Regulationsprozesse stellten die eigentliche „Wirkung“ dar, um deren gesetzliche Abhängigkeit vom Ausgangswert es WILDER ging.

Die starke innere Beziehung zur Konstitutionstypik trat dabei zutage, wie WEZLER betont (s. Anm. 45, a. a. O. S. 626). Das Moment der „vegetativen

Umstimmung" von dem Begriff der „paradoxen Reaktion" wurde weiter abtrennbar. Es zeigte sich immer klarer, daß „der gleiche Reiz" – etwa das Pharmakon Adrenalin – unterschiedliche Effekte an verschiedenen Erfolgsorganen und diese noch in wesentlich differenzierterer Abhängigkeit von der Dosierung (z. B. „physiologische" und Mikrodosen) bewirken konnte. Daran waren auch die Versuche von ZINNITZ entscheidend beteiligt[47]. WILDER hat sich unseres Wissens nie direkt mit diesen Befunden auseinandergesetzt, wohl aber in seinem Standardwerk (*SaR*) z. B. ZINNITZ und WEZLER als Kronzeugen für den Beweis der Richtigkeit seiner Deutung mehrfach zitiert. Das Modell der simultan-synergen – oder mit einem Ausdruck DRISCHELS – der kreiskausalen Geschlossenheit der vegetativen Funktion[48], die (im Normalfalle) rhythmisch zwischen ergotrop und histiotrop diktierten Leistungsphasen des Organismus schwingt, war für WILDER ein weiterer Hinweis dafür, welche Bedeutung sein Gesetz in Richtung einer „holistischen" Reaktionslehre[49] habe. Noch 1967 aber äußerte er, daß die Phänomene wie feedback-Hemmung, bidirektionaler feedback, positiver feedback – oder wie wir auch sagen könnten, feedforward – bislang keine Deutung im Sinne des LIV zuließen[50], hielt aber dabei doch an der Unabdingbarkeit der Basimetrie, d. h. der Berücksichtigung der Ausgangswertabhängigkeit fest. Es drängt sich dabei die Überlegung auf, daß die Fixierung auf eine Gesetzlichkeit mit einem Anspruch, wie ihn WILDER selbst für sein Gesetz erhoben hat, prinzipiell fragwürdig wird, sofern eine kreiskausale funktionelle Ganzheit zur Debatte steht. Eine solche widersetzt sich eben einer analytischen Zerlegung und einer daraus abgeleiteten generellen Gültigkeit bis zu einem bestimmten Grade; es ist ein komplementaristisches Phänomen, das hier sichtbar wird. Die von WILDER selbst gesetzte Grenze einer lediglich maximal 85%igen Gültigkeit seines Gesetzes ist insofern nicht verwunderlich. Der ursprüngliche einfache Aspekt einer umgekehrten Proportionalität, wie er der vor 55 Jahren geschriebenen Formulierung zugrunde lag (mithin auch die daraus aufgekommene Diskussion um die Betrachtung im Sinne von $a : (a - b)$), ist praktisch gegenstandslos geworden, was natürlich an der grundsätzlichen Falschheit dieser Scheinkorrelation nichts ändert.

Auf eine mir erwähnenswerte innere Widersprüchlichkeit muß noch hingewiesen werden. WILDER schreibt (dem Sinne nach übersetzt aus *SaR* l. c. p. 25): Das LIV gestattet die Voraussage von Richtung und Quantität der individuellen Antwort auf einen bestimmten Reiz mit 75–85% Wahrscheinlichkeit, wenn der Ausgangswert bekannt ist und wir wenigstens von e i n e r Reaktion des Patienten auf die gleiche Dosis des gleichen Reizes unter den gleichen Bedingungen Kenntnis haben oder eine Reihe von Antworten einer Gruppe von Patienten unter den gleichen Voraussetzungen besitzen. Hierbei wird offenbar eine Invarianz des Patienten zwischen dem voraufgegangenen und dem nachfolgenden „Reiz" angenommen und eine genügende Homogenität der Gruppe vorausgesetzt. Bestünden diese beiden Annahmen — besonders aber die erste — zu Recht, wäre eine basimetrische Differenzierung in biorhythmologischer Richtung überflüssig. Eine Invarianz der Dosis, der Reizgröße und der peristatischen Bedingungen kann keineswegs stets vorausgesetzt werden — weder sind alle therapeutischen Stimuli exakt dosierbar noch therapeutische „Reize“ immer gleichartig; besonders, wenn sie in Serie appliziert werden und damit adaptive Effekte ins Spiel kommen. Denken wir beispielsweise nur an eine Massage, eine Kinesitherapie, an bioklimatische Reize oder an psychotherapeutische Behandlungsmaßnahmen im Gegensatz etwa zu einem genau dosierbaren Pharmakon; denken wir aber auch an die ständig wechselnden Bedingungen unserer physikalischen und/oder psychosozialen Umwelt, die letztlich jede Therapie, besonders aber auch die Physiotherapie, mitbestimmen. Zusätzlich komplizierte Verhältnisse sind in dieser Hinsicht bei Therapiekombinationen gegeben, die sehr häufig deshalb vorliegen, weil sie aus systemtheoretischen Überlegungen (zumindest für die Therapiekomplexe Pharmakotherapie, Physiotherapie und Psychotherapie oder Psychagogie) zu fordern sind, wenn man der pathischen und der zeitlichen Ganzheit einer Krankenbehandlung gerecht werden will[51].

6.

WILDERS Werk ist ein Torso geblieben. Sein gedanklicher Ansatz war insofern verdienstvoll, als durch die nähere Betrachtung von ausgangswertbezogenen Antwortprozessen des menschlichen Organismus ein wichtiger Entwicklungsschritt der kybernetischen Forschung getan worden ist; SELBACHS Interpretation der paradoxen Reaktion WILDERS als Zusammenbruch eines Reglersystems war der in dieser Hinsicht entscheidende Vorgang. Nicht eine skalare Orientierung, sondern der Verfolg von Verläufen und ihrer zeitlichen Strukturierung war damit als entscheidend erkannt. Die Entwicklung der Basimetrie setzte Impulse für die Klärung der biorhythmologischen Charakteristik der funktionellen Leistungen des Organismus sowie der Rhythmometrie selbst. Systemtheoretisch waren die Bemühungen, aus dem LIV eine ganzheitlich konzipierte funktionelle Reaktionslehre des Organismus zu entwickeln, wenn sie auch unvollendet geblieben sind, von Bedeutung. Die durch die theoretisch-mathematische Kritik am LIV ausgelösten Einwände führten zur Vermeidung statistischer Fehlschlußweisen und zur weiteren Abklärung der Bedeutung von Verteilungscharakteristik biologischer voneinander abhängiger Meßwertkollektive. Die Bedeutung solcher heuristischer Potenzen überwog gegenüber der praktischen Nutzbarkeit der Ausgangswertregel, vor allem ihrer Brauchbarkeit zur Voraussage der zu erwartenden Antworten auf pharmakologische Stimuli bzw. therapeutische Eingriffe. Was aus den Bemühungen WILDERS förderlich in die Zukunft weist, ist die im Zuge basimetrisch orientierter Untersuchungen immer deutlicher gewordene Notwendigkeit, die Zeitstruktur jeder Therapie hinsichtlich Reizdosierung, Reizdauer, Reizintervall und Reizseriencharakteristik und deren Wechselwirkungen mit der individuellen sowie interindividuellen Biorhythmik weitestmöglich abzuklären. Gerade für das Procedere der Physiotherapie liegen in der weiteren Fundierung ihrer chronotherapeutischen Bezüge konkrete Reserven der Effektivitätssteigerung. Man kann wohl sagen, daß die Profilierung der „Chronotherapie" überhaupt wesentlich intensivere Bemühungen verdient — hier liegen noch viel zu wenig experimentell und auch biometrisch exakte Aussagen vor. In wie wenig Fällen wird auch heute noch eine bereits nachgewiesene Tagesrhythmik vieler Körperfunktionen oder, was noch wichtiger wäre, deren pathologische Phasenverschiebungen (wie beispielweise bei der ischämischen Herzkrankheit[52]) zur Grundlage der praktischen Therapie gemacht! Im Jahre 1935 bereits hat der Altmeister der rhythmusbezogenen Therapie, Arthur JORES[54], gefordert, endlich mit dem „Stumpfsinn des ‚3 × täglich' in der Therapie" Schluß zu machen. Wir haben 50 Jahre später durchaus allen Grund dazu, diese Forderung nachdrücklich zu unterstreichen. Die Chrono- — oder noch umfassender ausgedrückt — die Biorhythmopathologie muß deshalb weiter erforscht und ihr eine entsprechende Chronotherapie adaptiert werden. Dies ist besonders im Hinblick auf die Pharmakotherapie und deren Ausprägung von Nebenwirkungen von Bedeutung[53], wobei wir sicher wissen, daß die Invarianz der Dosis die gleiche effektive Bedeutung hat wie die Invarianz der Zeit (z. B. Tageszeit), wie es eine letzte Abbildung deutlich machen möge (s. Abb. 16).

Man kann abschließend urteilen, daß die WILDERschen Beobachtungen einen richtigen Sachverhalt wiedergeben, daß deren Gesetzlichkeit jedoch nicht in einem einfachen reziproken Antagonismus des vegetativen Systems begründet ist. Diese Gesetzlichkeit im Sinne einer $a : (a - b)$-Darstellung zu messen oder begründen zu wollen, ist absolut unzulässig. Vielmehr spiegelt der WILDERsche Sachverhalt den Typus einer gesamtorganismischen Reaktionseigenart wider, die bestrebt ist, über die biorhytmische Steuerung jeweils ein Optimum an Leistung mit einem Minimum an funktionellen Aufwand zu sichern. Der dabei erreichte Koppelungsgrad integrierter Betriebsleistungen ist Ausdruck der Funktionsgüte des neuroendokrin-vegetativen Systems. Die Biorhythmik ist ein oszillatorisches Phänomen und damit eine Eigenschaft aller dissipativen Strukturen von ordnungsbildendem Charakter — eine „Ordnung durch Instabilitäten"[14].

Zusammenfassend können unter „Basimetrie" alle Meßbemühungen verstanden werden, konkrete und jeweils relevante Funktionssignale zu ermitteln, die sich über das Niveau der biorhythmologischen Grundstreuung, d. h. des funktionellen „Rauschens" herausheben. Sie, die biorhythmische Grundstreuung, ist der eigentliche dynamische (und im Falle einer Therapie der reaktiv-

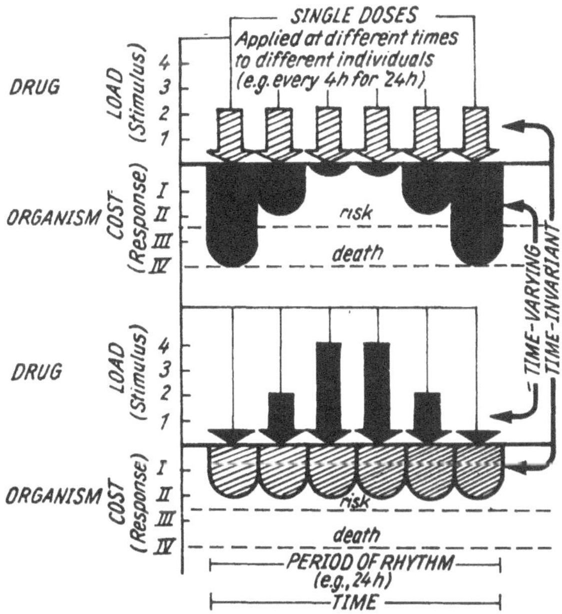

Abb. 16. Schema der Antwortreaktionen des Oganismus auf ein toxisches Pharmakon. Oben: Die gleiche Dosis führt, zu unterschiedlichen Tageszeiten appliziert, zu stark unterschiedlichen biorhythmisch bedingten Effekten. Unten: Werden unterschiedliche Dosen in Übereinstimmung mit der Tagesbiorhythmik appliziert, lassen sich gleichmäßige Reaktionen erzielen. (aus: Halberg, Haus, Nelson and Sothern; 1977 (s. Anm. 53; a. a. O. S. 308, Fig. 1)).

dynamische) „Ausgangswert“ und damit sowohl statistischer als auch physiologischer „Signifikanzbezug“, den es stets zu ermitteln gilt. Das basimetrische Vorgehen ist damit ein immanenter Bestandteil auch der Therapieforschung, die damit zur chronotherapeutischen Forschung erweitert wird. Dieser Forschungsstrategie gehört die Zukunft und die moderne Computertechnik wird hierzu die entscheidende Hilfestellung geben können.

ANMERKUNGEN

[1] WILDER, J.: Zur Pharmakotherapie und -diagnostik der vegetativ-nervösen Erkrankungen. Dt. Z. Nervenheilkd. (Leipzig) **116** (1930) 194–198.

[2] WILDER, J.: Das Ausgangswert-Gesetz – ein unbeachtetes biologisches Gesetz; seine Bedeutung für Forschung und Praxis. Klin. Wochenschr. **10** (1931) 1889–1893.

[3] s. Anm. 4: S. 24: „... there is hardly any advantage (and) also no disadvantage in using the expression 'Rule of Initial Value' instead of L.I.V.". Mit dieser Gleichsetzung von „Regel" und „Gesetz" wollte WILDER das Allgemeingültige und zugleich den statistischen Grundzug seiner Beobachtungen gewahrt und wohl auch eine mögliche Verwässerung des Gesetz-Begriffes vermieden wissen.

[4] WILDER, J.: Stimulus and Response; The Law of Initial Value. Bristol, John WRIGHT & Sons Ltd. 1967. (im Folgenden abgekürzt als *SaR*).

[5] Die Erstausgabe der „BASIMETRY" (Vol. I, Nr. 1) erschien als „Information Bulletin of the International Basimetric Society" im Juli des Jahres 1958 als „a mimeographed typoscript"; das „Welcome!" dazu verfaßte H. SELBACH, in welchem er ausführte, das Hauptanliegen der Zeitschrift sei, „... to bring order to a mass of analytic results and to direct them toward scientific synthesis, the other side of scientific research". Ursprünglich war ein Erscheinen „twice a year" vorgesehen; aus schriftlichen Umfragen ließ sich ermitteln, daß insgesamt 6 Ausgaben erschienen sind. Nach Mitteilung von HALBERG, Minnesota, wurde diese Zeitschrift nicht im „ULRICH-Index" der Periodica geführt.

[6] *SaR*, S. 24–25.

[7] „Editorial" in BASIMETRY I. Nr. 1 v. Juli 1958, S. 3; „J. WILDER has pointed out, that the Law of Initial Value, with its consideration of the time factor, amounts to a kind of relativity theory in medicine".

[8] s. dazu *SaR*, S. 64–91.

[9] Der Psychiater Rudolf ARNDT (1835–1900) und sein Greifswalder Kollege, der Pharmakologe Hugo SCHULZ (1853–1932), hatten das „biologische Grundgesetz" aufgestellt, nach welchem schwache Reize ein biologisches Geschehen fördern, starke es hemmen und „überstarke" es lähmen sollten. – WILDER und auch SELBACH sahen enge Zusammenhänge zwischen Konstitution und Reaktionstypik des vegetativen Nervensystems (s. dazu Anm. 12, SELBACH und SELBACH, 1957); auch WEZLER bezeichnete die vegetative Struktur eines Individuums als „Ausdruck der konstitutionellen Eigenart" (s. dazu Anm. 45; a. a. O. S. 624).

[10] DRISCHEL, H., und N. TIEDT (Hrsg.): Biokybernetik Bd. 1; Materialien des I. Internationalen Symposiums „Biokybernetik", Leipzig, 19.–21. September 1967. Leipzig:

Karl-Marx-Universität 1968; S. 263–300. WILDERS Vortrag „A few Thoughts to a Theory of Paradoxic Reaction“ (S. 263–268) wurde von H. DRISCHEL verlesen.

11 Mitteilung der Sächs. Landesbibliothek Dresden lt. „Internat. biographic dictionary of Central European Emigrés“.

12 Erstmalig wurde darüber von SELBACH im Wiener Verein für Psychiatrie und Neurologie am 12. April 1954 in Wien vorgetragen. – S. dazu auch SELBACH, C., und H. SELBACH: Das Regelkreis-Prinzip in der Neuropsychiatrie. Wiener klin. Wochenschr. **69** (1957) 727–734. – BETHES Arbeit zum Kippschwingungsprinzip: BETHE, A.: Die biologischen Rhythmusphänomene als selbständige bzw. erzwungene Kippvorgänge betrachtet: Pflügers Arch. **244** (1941) 1–42; die entsprechende Publikation SELBACHS: SELBACH H.: Das Kippschwingungsprinzip in der Analyse der vegetativen Selbststeuerung. Fortschr. Neurol. **17** (1949) 129. Das Glimmlampenmodell ist als formalkinetisches Modell zu den „heterogenen Systemen“ zu rechnen. Es repräsentiert ein bistabiles System mit dazwischengelagertem instabilen System bei einer Übergangsform nach dem Alles-Oder-Nichts-Gesetz.

13 Das Substrat des epileptischen Anfalls sah SELBACH in einer „konstitutionell diencephal-metencephalen Anlageschwäche mit der Unfähigkeit, eine mittlere Schwellen- und Funktionslage einzuhalten“ und damit in einer faktoriellen Koppelung eines regulativen vegetativen und eines kortikalen Geschehens (SELBACH, H.: 12. Die cerebralen Anfallsleiden: Genuine Epilepsie, symptomatische Hirnkrämpfe und die Narkolepsie. In: Handb. d. Inn. Med., Hrsg. v. G. v. BERGMANN, W. FREY u. H. SCHWIEGK, 4. Aufl., Bd. 5/III Neurologie, S. 1082–1227, Abb. 15. Berlin–Göttingen–Heidelberg, Springer, 1933). – Gewisse Beziehungen werden hier zum SELYEschen Stresskonzept gesehen (s. Hinweis auf persönl. Mitt. v. SELYE S. 1164). Nicht unerwähnt soll SELBACHS Bemerkung bleiben, daß offenbar schon G. Chr. LICHTENBERG (1742 bis 1799) ähnliche Beobachtungen wie WILDER gemacht hat, wenn er über die Reaktionsweise des Zentralnervensystems sagt, „daß die Wirkung eines Gegenstandes (= Reizes) auf dasselbe sehr von dem Zustand modifiziert wird und werden muß, in dem dasselbe sich vor der (Ein-) Wirkung befindet“ (die Klammerausdrücke stammen von SELBACH).

14 Oszillatorische Phänomene besitzen eine integrale Funktion, die die Lebensvorgänge in thermodynamisch offenen organischen Systemen überhaupt erst zu realisieren vermögen („Ordnung durch Instabilitäten“ s. dazu: SINZ, R.: Chronopsychophysiologie. Chronobiologie und Chronomedizin. Wiss. Taschenbücher Bd. 217. Berlin, Akademie-Verlag, 1980, S. 238).

15 BIJL, W. v. D.: 5 Fehlerquellen in naturwissenschaftlicher statistischer Forschung. Ann. Meteorol. **4** (1951) 183–212. – Der Ausdruck „paradoxe Reaktion“, wie ihn v. D. BIJL verwendet, ist nicht mit dem gleichlautenden Terminus WILDERS identisch! – Zur weiteren Klärung des Problems hat auch U. JESSEL wesentlich beigetragen (JESSEL, U.: Der „$a : (a - b)$-Effekt“. Anmerkungen zu der Untersuchung von H. HUNGERLAND und M. WALTHER: ‚Über die Bedeutung des Wilderschen Ausgangswertgesetzes‘. Diese Z. 1957, 105; Klin. Wochenschr. **35** (1957) 641–642 sowie JESSEL, U.: Die mathematische und graphische Verarbeitung statistischer Befunde in Bioklimatologie und Balneologie (Methodische Wege und methodische Irrtümer). Arch. phys. Ther. **20** (1968) 263–270). In letztgenannter Arbeit wird der „Proppe-Effekt“ erwähnt.

16 PROPPE, A., und G. BERTRAM: Bemerkungen zum Wilderschen Ausgangswertgesetz. Strahlentherapie 88 (1952) 573–596. – Die Berechnungen der Zufallszahlen-Abhängigkeit verdanke ich meinem Mitarbeiter U. FRÖHLICH.

17 POLAK, F., und F. KNOBLOCH: Ist das Ausgangswertgesetz von Wilder ein Naturgesetz? Acta neurovegetat. Bd. XV (1957) 4–5, 473–481.

18 WILDER, J.: Zur Kritik des Ausgangswert-Gesetzes. Klin. Wochenschr. **36** (1958) 148–151. Hier findet sich auch der erste Hinweis auf die Bedeutung der Schiefe biologischer Verteilungen und auf das Zustandekommen einer GAUSSschen Normalverteilung unter der Einwirkung „einer Kraft ... die auf Begrenzungen stößt" (z. B. Würfelzahlen; s. dazu die folgenden Ausführungen zur „biorhythmischen Grundstreuung"). Diese Arbeit enthält die (offenherzige und beherzigenswerte!) Mahnung: „Wir dürfen uns jedoch nie von Ziffern so weit hinreißen lassen, daß wir die Berührung mit der biologischen Wirklichkeit verlieren. Wenn Ziffer und Tatsache zusammenstoßen und es klingt hohl, so ist nicht immer die Tatsache daran schuld." – Zur statistischen Kritik des LIV auch *SaR*, S. 62ff.

19 JORDAN, H., und H. WAGNER: Aussagemöglichkeiten über biologische Meßwertänderungen durch Streuung und Regression. Internat. Tagung über mathematische Statistik und ihre Anwendungen, Berlin, 04.–08. September 1962. In: Abh. d. Dt. Akad. d. Wiss. Berlin, Kl. Math., Physik u. Technik, Jg. 1964, Nr. 4, S. 69–76. Berlin, Akademie-Verlag, 1964. – WAGNER, H.: Streuungsanalyse einfacher geregelter klinischer Meßgrößen. Abh. Dt. Akad. d. Wiss. Berlin, Kl. Math., Physik u. Technik, Jg. 1967, Nr. 4, S. 189–197. Berlin, Akademie-Verlag, 1968. – JORDAN, H.: Kurverlauf und Kureffekt. Ergebnisse eines biometrisch-klinischen Arbeitskreises. Z. Physiother. **24** (1972) 267–302. – Der Begriff „Ausgangswert-Endwert-Problematik" wurde von uns 1964 geprägt (JORDAN, H., D. REINHOLD und H. WAGNER: Kritische Untersuchungen zur Anfangs-Endwert-Problematik von kardiodynamischen Meßgrößen unter dem Einfluß einer Bäderkur, Z. ges. inn. Med. **19** (1964) 897–901.

20 Die Unterscheidung deterministischer und aleatorischer Elemente ist seit dem speziellen Erkenntnissen der Mikrophysik keine prinzipielle mehr, sondern eine standortbezogene. Dabei spielt die grundsätzliche Begrenztheit des Beobacht- und Meßbaren, gerade auch in der Medizin, eine bestimmende Rolle. Die Biostatistik bevorzugt nicht zuletzt deshalb parameterfreie, d. h. verteilungsfreie Prüfmethoden.

21 JESSEL urteilt unter Bezugnahme auf unsere damaligen Arbeiten: „Die Stagnation der Diskussion über das Wildersche Ausgangswertgesetz dürfte damit überwunden sein" (s. Anm. 15, JESSEL 1968).

22 PETER, A., und H. WAGNER: Änderungen immunologischer Komponenten des Blutes unter Kurorttherapie bei Patienten mit Rheumatoid-Arthritis. Z. ges. inn. Med. **35** (1980) 300–303.

23 JORDAN, H.: Balneotherapie und Blutdruck – biometrisch betrachtet. Z. angew. Bäder- u. Klimaheilkd. **13** (1966) 380–389.

24 WINNE, D.: Bemerkungen zum Wilderschen Ausgangswertgesetz. Klin. Wochenschr. **38** (1960) 1233–1234. – In dieser Hinsicht sind auch die experimentellen Arbeiten WEZLERS (s. Anm. 45) zur Ausgangswertabhängigkeit der Kreislauffunktionen nach Adrenalininjektionen kritisch zu betrachten, da W. hierbei „maximale prozentuale Änderungen" dem Ausgangswert gegenüberstellt.

25 MARTINI, P.: „Eine therapeutische Prüfung kann immer nur auf Grund einer Vergleichsunterlage durchgeführt werden“. Mit dieser Forderung sind schwierige fachliche, methodische und durchaus auch ethische Probleme – z. B. die Placebofrage! – verknüpft. – MARTINI, P., G. OBERHOFFER und E. WELTE: Methodenlehre der therapeutisch-klinischen Forschung. 4. Aufl. Berlin–Heidelberg–New York, Springer, 1968, Zitat: S. 19.

26 Zu den Begriffen „state variables“ und „state space“ s. ROSEN, R.: Relational Biology and Cybernetics. (s. Anm. 10; a. a. O. S. 49–56).

27 JORDAN, H.: Zur funktionellen Norm des Menschen. Sitz.-Ber. d. Sächs. Akad. d. Wiss. z. Leipzig, Math.-naturwiss. Kl. Bd. 117, H. 3. Berlin, Akademie-Verlag, **1983.**

28 s. dazu: SINZ, R.: Zeitstrukturen und organismische Regulation. Berlin, Akademie-Verlag, 1978, S. 606ff.

29 *SaR*, S. 42.

30 Liegen echte Perioden, d. h. streng kreisverteilte Prozesse vor, so sind Normalverteilungen I. Grades nach GAUSS zu erwarten (arithmetisches bzw. additives Gestaltungsprinzip der jeweiligen Folgeglieder). Da dies im biologischen Bereich praktisch nicht der Fall ist, findet man zumeist Verteilungen II. Grades (multiplikatives bzw. geometrisches Gestaltungsprinzip der Folgeglieder). Nach dem WEBER-FECHNERschen Gesetz können letztere durch Logarithmieren der Werte in Verteilungen I. Grades überführt werden. Nicht selten bestehen sogenannte „abgeschnittene“ Verteilungen, wenn bestimmte Grenzwerte nach einer Richtung normalerweise nur innerhalb enger Grenzen unter- oder überschritten werden können; hierbei werden meist stärkere Asymmetriegerade erreicht. Bei Vorliegen einer Asymmetrie („Schiefe“) kann der Begriff „Streuung“ nicht mehr im eigentlichen Sinne als „mittlere quadratische Abweichung vom Mittelwert“ verwendet werden, da nicht der Mittelwert, sondern der Median maßgebend ist. Zu- oder Abnahme der kollektiven „Streuung“ bedeutet dann nicht zwangsläufig auch eine gleichmäßige Häufung von Plus- und Minusabweichungen. Insofern steht die Asymmetrie in einem bestimmten Verhältnis zur reaktiven Dynamik des Organismus, wie uns besonders Untersuchungen des Verhaltens der Körperkerntemperatur und der Herzfrequenz zeigen (WAGNER, H., H. JORDAN und J. HILLIG: Unterschiedliche Schiefe der Meßwertverteilung von Pulsfrequenz und Körperkerntemperatur in Beziehung zu deren Verlaufscharakteristik bei Kurpatienten (Z. Physiother. **35** (1983) 75–80)). Auf die Beachtung der Asymmetrien bei jeder Verteilungsprüfung soll deshalb besonders hingewiesen werden.

31 Die Biorhythmometrie arbeitet im Gegensatz zur Biometrie mit Abgrenzungsverfahren unter Berücksichtigung der jeweiligen Zeitstruktur (z. B. die Periodogrammanalyse nach BLUME, Cosinor-Verfahren nach HALBERG) und erfordern einen dementsprechend größeren Arbeitsaufwand.

32 KLAGES, L.: Vom Wesen des Rhythmus. Kampen/Sylt, Niels Kampmann Verlag, 1934, S. 32. – K. definiert Rhythmen im Unterschied zu Perioden: Perioden sind gleiche Ereignisse in gleichen Zeitabständen, Rhythmen ähnliche Ereignisse in ähnlichen Zeitabständen. Die Bezeichnung „Circametrische Periodik“ ist ein terminologisch unbefriedigender Kompromiß. KLAGES leitet den Kymatiebegriff vom griechischen Substantiv „kyma“ = die Welle ab.

[33] Zitat aus: Lienert, G. A.: Verteilungsfreie Methoden in der Biostatistik. 1. Aufl. Meisenheim am Glan, Verlag Anton Hain, 1962, S. 21.

[34] So z. B. die unterschiedlichen „Norm"-Werte von labordiagnostischen Untersuchungen in Abhängigkeit von den Jahreszeiten, s. dazu Röcker, L., H.-M. Feddersen, H. Hofmeister, B. Junge: Jahreszeitliche Veränderungen diagnostisch wichtiger Blutbestandteile. Klin. Wochenschr. **58** (1980) 769–778 (vergl. auch Anm. 27). Nach de Rudder kann ein Saisonrhythmus bestimmter Erkrankungen dann als gesichert gelten, wenn Minima oder Maxima der Morbidität über mindestens 3 Jahre zu den gleichen Jahreszeiten zu beobachten sind. (Rudder, B. de: Grundriß einer Meteorobiologie des Menschen. Berlin–Göttingen–Heidelberg, Springer, 1952).

[35] Die Kurortbehandlung vermag eine gleichzeitige Pharmakotherapie recht deutlich zu beeinflussen; ein histiotroper Umschlageffekt in der 3. Kurwoche kann sich histiotropen pharmakologischen Effekten verstärkend und/oder wirkungsbeschleunigend („Tempoeffekt") aufprägen bzw. ergotrop wirkende Medikamente abschwächen (s. dazu die 7teilige Studie „Experimentelle Untersuchungen zum Studium von Therapieeffekten bei sogenannter kombinierter Balneotherapie" von H. Jordan und Mitarb. in Fund. baln.-bioclim. Jg. **2** u. **3** (1962–1964), zusammenfassende Besprechung in Vol. III Nr. 3 (1966) 223–229 sowie Jordan, H.: Kureffekt und Medikamentenwirkung. Z. ges. inn. Med. **19** (1964) 22–28.

[36] Im Zuge 4–6wöchiger Behandlungsserien kann es neben habituativen Effekten auch zu funktionellen und trophisch-plastischen Adaptatbildungen kommen; die Kurorttherapie wird deshalb auch als „adaptive Reizserientherapie im veränderten Milieu" bezeichnet (s. dazu Jordan, H.: Kurorttherapie: Prinzip und Probleme. Sitz.-Ber. d. Sächs. Akad. d. Wiss. z. Leipzig, Math.-naturwiss. Kl. Bd. 112, H. 3. Berlin, Akademie-Verlag, 1976).

[37] So lautet die Überschrift der Betheschen Arbeit in: Pflügers Arch. **244** (1941) 1–49, Zitat: S. 4 (s. dazu auch Anm. 12).

[38] Wilder, J.: Biological Rhythms and the Law of Initial Value. 6th Conf. Soc. Biol. Rhythm Res., Semmering 1957.

[39] Abb. 4, S. 150 aus: Jordan, H., H. Wagner, U. Fröhlich: Rhythmusbildung und Ausgangswert. Z. Physiother. **30** (1978) 147–155.

[40] s. Anm. 19: Wagner, H., 1968.

[41] Nach Angaben von Oemisch 1967 berechnet sich der tägliche Gewichtsanstieg dieser Kurkinder, ihrem Lebensalter entsprechend auf 13,4 g. Die in Abb. 11 dargestellten Ergebnisse wurden auf diesen Wert bezogen (Oehmisch, W.: Die Entwicklung der Körpermasse bei Kindern und Jugendlichen in der Deutschen Demokratischen Republik. Ergebnisse einer repräsentativen Untersuchung in den Jahren 1967–1968; unveröff. Arbeit. – Mat. d. Dt. Akad. f. ärztl. Fortb., Sektion Soz.-Hygiene, Berlin 1970.

[42] Jordan, H., V. Křížek, H. Wagner: Klinisch-biometrische Studie zur Effektivitätscharakteristik einer Reduktionskost-Behandlung fettsüchtiger Kurpatienten. Z. Physiother. **34** (1982) 383–388; Abb. 1, S. 387.

[43] Jordan, H.: Vergleichende Beobachtungen von Puls-, Atem- und Blutdruckwerten bei Besatzungsmitgliedern und Ekzemkranken. In: Die Hochseeklimakur. Hrsg. v. K. Linser und H. Kleinsorge; Allergie- und Asthmaforschung. Bd. 6. Leipzig, Joh. Ambr. Barth, 1969, S. 91–95 und Jordan, H., und H. Wagner: Reaktionen der

Puls- und Atemfrequenz auf einen Klimareiz an Hand der Streuung der täglichen Änderungen. Z. angew. Bäder- u. Klimaheilkd. **16** (1969) 404–409 (Abb. 1 u. 2).

[44] Hess, W. R.: Regulierung des Blutkreislaufs. Leipzig, G. Thieme, 1930.

[45] Wezler, K.: Vegetative Steuerung und Umstimmung. Pflügers Arch. **244** (1941) 622 bis 636. Dieser Aufsatz ist W. R. Hess zu seinem 60. Geburtstag gewidmet.

[46] Kroetz, Chr.: Handbuch der normalen u. pathologischen Physiol. Bd. 16, S. 2. Berlin, J. Springer, 1931.

[47] Zinnitz, Fr.: Vom humoralen Kreislauf und seinen Stufen. Z. klin. Med. **145** (1949) 87–116. – Dieser G. v. Bergmann zu dessen 70. Geburtstag gewidmete Aufsatz gibt eine Zusammenfassung aller bisherigen experimentellen Arbeiten des Autors insbesondere an der Daleschen Spinalkatze, die die reaktive Unterschiedlichkeit der glatten Gefäßmuskulatur und der Herzmuskulatur beweisen. – Bemerkenswert erscheint, daß weder Wezler noch Zinnitz Wilders Beobachtungen diskutieren oder erwähnen.

[48] Drischel, H.: s. Anm. 10; a. a. O. S. 13–24.

[49] *SaR*, S. 72.

[50] s. Anm. 10, Wilder, S. 263–268.

[51] Jordan, H.: Die Position der Physiotherapie im therapeutischen System aus komplementaristischer Sicht. Vortrag z. XI. Kongr. d. Ges. f. Physiotherapie d. DDR in Karl-Marx-Stadt, 06.–08. 11. 1984.

[52] Adamian, K. G., N. L. Aslanjan, S. V. Grigorian: Comparative Analysis of Circadian Rhythms of certain functional Indications of the Cardiovascular System in Healthy Subjects and Patients with Ischaemic Heart Disease. Cor et Vasa **26** (1984) 173–181 (3).

[53] Halberg, F., E. Haus, W. Nelson, R. B. Sothern: Chronopharmacology, Chronodietetics and Eventually Clinical Chronotherapy. In: Die Zeit und das Leben. Hrsg. v. J.-H. Scharf u. H. v. Mayersbach; Nova Acta Leopoldina, NF Nr. 225, Bd. 46, S. 307–336. Halle/Saale: Dt. Akad. d. Naturforsch. Leopoldina z. Halle 1977. (Leipzig, J. A. Barth). Abb. 1, S. 308.

[54] Jores, A.: XI. Physiologie und Pathologie der 24-Stunden-Rhythmik des Menschen. In: Ergebn. inn. Med. u. Kinderheilkd. **48** (1935) 574–629 (Zitat: S. 628).

[55] Fröhlich, U., und K. Hofmann: Fourieranalyse – Methode zur objektiven Typisierung von Patienten. Ein Beitrag zur Unterstützung der Differentialbalneotherapie. X. Wissenschaftliche Information des Forschungsinstituts für Balneologie und Kurortwissenschaft Bad Elster v. 01. 10. 1984, S. 29–32.

[56] S. dazu Jordan, H., und H. Wagner: Spektrale Untersuchungen zur Zeitcharakteristik von Körperkerntemperaturmessungen im Verlauf einer Kurortbehandlung. Verhdl. d. XIX. Internat. Kongr. f. Thalassotherapie, Rostock/Warnemünde v. 08.–11. 04. 1985.

[57] Wagner, H., und H. Jordan: Beobachtungen zur Akklimatisation bei auffälligen Wetterlagen anhand der kollektiven Körpertemperatur. Vortrag a. d. Tschechoslowakischen Kongreß mit internat. Beteiligung über Biometeorologie. Bratislava/Smolenice v. 24.–26. 10. 1977.

Band 114

Heft 1 Prof. Dr. HASSO ESSBACH, Morphologisches zur orthologischen und pathologischen Differenzierung und zum Anpassungs- und Abwehrvermögen der menschlichen Placenta
1980. 19 Seiten – 12 Abbildungnen – 8° – M 4,–

Heft 2 Prof. Dr med. WERNER RIES, Risikofaktoren des Alterns aus klinischer Sicht
1980. 19 Seiten – 9 Abbildungen, davon 1 Abbildung auf Tafel – 8° – M 4,–

Heft 3 Prof. Dr. OTT-HEINRICH KELLER, Anschaulichkeit und Eleganz beim Alexanderschen Dualitätssatz
1980. 19 Seiten – 8° – M 4,–

Heft 4 Prof Dr rer nat BENNO PARTHIER, Die cytologische Symbiose am Beispiel der Biogenese von Zellorganellen 1981. 29 Seiten – 16 Abbildungen – 2 Tabellen – 8° – M 6,–

Heft 5 Prof. Dr. F. WOLF / Dr S. ECKERT / Dr. M. WEISE / Dr. S. LINDAU, Untersuchungen zur Synthese und Anwendung bipolarer Ionenaustauschharze 1980. 12 Seiten – 6 Tabellen – 8° – M 2,–

Heft 6 Prof. Dr. med. HERBERT JORDAN, Balneobioklimatologie – Eine Zielstellung im Mensch-Umwelt-Konzept 1981. 25 Seiten – 8 Abbildungen – 1 Tabelle – 8° – M 4,–

Band 115

Heft 1 Prof. Dr. rer. nat. HERMANN BERG, Wilhelm Ostwald – Erkenntnisse über die Biosphäre
1981. 36 Seiten – 7 Abbildungen – 3 Tabellen – 8° – M 6,–

Heft 2 Prof. Dr. sc. KLAUS DÖRTER, Aphorismen zur Qualität des Bewässerungswassers
1981. 31 Seiten – 11 Abbildungen – 11 Tabellen – 8° – M 6,–

Heft 3 Prof. Dr. Ing. Dr rer. nat. h. c. PAUL GÖRLICH, Die geschichtliche Entwicklung des wissenschaftlichen Gerätebaus und seine zukünftige Bedeutung 1981. 36 Seiten – 8° – M 6,–

Heft 4 Prof. Dr. WOLFGANG BUCHHEIM, Albert Einstein als Wegbereiter nachklassischer Physik
1981. 29 Seiten – 8° – M 4,–

Heft 5 Prof. Dr.-Ing. HERBERT KRUG, Die Technologie der Brikettierung von Weichbraunkohle im Lichte der Verfahrenstechnik und der besseren Nutzung dieses Energieträgers
1982. 20 Seiten – 13 Abbildungen – 8° – M 3,–

Heft 6 Prof. Dr. ERNST NEEF, Der Verlust der Anschaulichkeit in der Geographie und das Problem der Kulturlandschaft 1981. 34 Seiten – 8° – M 5,–

Band 116

Heft 1 Prof. Dr. WERNER RIES, Studien zum biologischen Alter
1982. 27 Seiten – 10 Abbildungen – 8° – M 4,–

Heft 2 Prof. Dr RUDOLF SACHSENWEGER, Augenunabhängige optosensorische Wahrnehmungsformen
1983. 19 Seiten – 8° – M 4,–

Heft 3 Prof. Dr. HANS-GEORG SCHÖPF, Die Griechen und die Natur 1983. 62 Seiten – 8° – M 8,–

Heft 4 Pr. Dr. Ing. JÁN BENETIN, Mathematisches Modell für das Wachstum von landwirtschaftlichen Kulturen und seine Verwertung in der quantitativen Beurteilung des Bewässerungseffektes auf die Steigerung der Ernteerträge 1983. 36 Seiten – 18 Abbildungen – 3 Tabellen – 8° – M 6,–

Heft 5 Prof. Dr. HANS DRISCHEL †, Neues über die Pupille
1983. 30 Seiten – 26 Abbildungen – 8° – M 4,–

Heft 6 Prof. Dr. BENNO PARTHIER, Der Beitrag der Molekularbiologie zur Evolutionserkenntnis
1983. 41 Seiten – 19 Abbildungen – 2 Tabellen – 8° – M 6,–

Heft 7 Prof. Dr. ADOLF WATZNAUER, Die Rolle des Radons (Isotop ^{222}Rn) als Umweltfaktor – eine Übersicht
1983. 34 Seiten – 3 Abbildungen – 4 Tabellen – 8° – M 5,–

Band 117

Heft 1 Prof. Dr. sc. KLAUS DÖRTER, Einige Aspekte zum landeskulturellen Nutzen des Meliorationswesens
1984. 31 Seiten – 10 Abbildungen – 11 Tabellen – 8° – M 8,–

Heft 2 Prof. Dr. HERBERT BECKERT, Nichtlineare Elastizitätstheorie 1984. 58 Seiten – 8° – M 8,–

Heft 3 Prof. Dr. HERBERT JORDAN, Zur funktionellen Normalität des Menschen
1984. 29 Seiten – 15 Abbildungen – 1 Tabelle – 8° – M 4,–

Heft 4 Dr. Arnd Bernhardt / Klaus-Dieter Jäger / Karl Mannsfeld / Inge Hartsch, Beiträge zum Problemkreis des Landschaftswandels
1985. 101 Seiten – 3 Abbildungen – 5 Tabellen – 2 Übersichten – 8° – M 14,–

Heft 5 Prof. Dr. Ott-Heinrich Keller, Das Zählen als angeborene Verhaltensweise
1984. 36 Seiten – 11 Abbildungen – 8° – M 6,–

Heft 6 Prof. Dr. Wolfgang Buchheim, Komplementarität nach Niels Bohr – physikgeschichtliche Episode oder universale Kategorie von Ergänzung? 1984. 30 Seiten – 3 Tabellen – 8° – M 4,–

Heft 7 Prof. Dr. Benno Parthier, Gene, Gentechnik, Genmanipulation
1984. 28 Seiten – 7 Abbildungen – 8° – M 4,–

Band 118

Heft 1 Prof. Dr. Hans Jürgen Rösler, Geowissenschaften und Geochemie
1985. 24 Seiten – 11 Abbildungen – 8° – M 4,–

Heft 2 Prof. Dr. Herbert Beckert, Axiomatik – Mathematik und Erfahrung
1985. 19 Seiten – 8° – M 3,–

Heft 3 Prof. Dr. Hermann Berg, Zellfusion, Transformation und Pharmakainkorporation durch Elektrostimulation 1985. 27 Seiten – 15 Abbildungen – 8° – M 4,–

Heft 4 Prof. Dr. N. Joachim Lehmann, Die analytische Maschine. Grundlagen einer Computer-Analytik
1985. 64 Seiten – 5 Abbildungen – 8° – M 8,–

Heft 5 Prof. Dr. Dietrcih Uhlmann, Die anthropogene Eutrophierung der Gewässer – Ein umkehrbarer Prozeß? 1985. 32 Seiten – 16 Abbildungen – 8° – M 4,–

Heft 6 Prof. Dr. Friedrich Wolf, Dr. Magdalena Weise, Der Sirotherm-Prozeß – Ein Verfahren zur rationellen Wasserentsalzung 1986. 31 Seiten – 12 Abbildungen – 7 Tabellen – 8° – M 4,–

Heft 7 Dr. sc. Ruth Zwicker / Dr. sc. Herbert Führer / Gerhard Plötner / Prof. Dr. med. Herbert Jordan, Prof. Dr. Wolfgang Buchheim, Modellversuche zum Vervoreffekt nach V. VOUK unter biophysikalischen Gesichtspunkten *In Vorbereitung*

Band 119

Heft 1 Prof. Dr. Werner Ries, Methoden und Erkenntnisse der Alternsforschung *In Vorbereitung*

Heft 2 Prof. Dr. Heinz Penzlin, Die Erscheinung des Lebendigen in unserer Welt *In Vorbereitung*

Heft 3 Prof. Dr. Hans-Heinz Emons, Dr. sc. phil. Dr. rer. nat. Hans-Henning Walter, Historische Entwicklung und zukünftige Tendenzen der Siedesalz-Produktion unter besonderer Berücksichtigung der ehemaligen Salinen im sächsisch-thüringischen Raum
1986. 42 Seiten – 19 Abbildungen – 4 Tabellen – 8° – M 6,–

Heft 4 Prof. Dr. Herbert Jordan, „Basimetry": Ansätze einer chronotherapeutischen Urteilsbildung
Vorliegendes Heft

Heft 5 Dr. sc. Harald Hilbig, Existenzsätze für einige Totwasserprobleme der Hydrodynamik
In Vorbereitung

Einzel- oder Fortsetzungsbestellungen durch eine Buchhandlung erbeten

Sitzungsberichte bis Band 108
durch das Zentralantiquariat der Deutschen Demokratischen Republik, Leipzig,
ab Band 109 durch die Universitätsbuchhandlung, 7010 Leipzig, zum Teil noch lieferbar

AKADEMIE-VERLAG

DDR-1086 Berlin, Leipziger Straße 3–4

ISBN 3-05-500330-6
ISSN 0371-327X

FSC
www.fsc.org
MIX
Papier | Fördert
gute Waldnutzung
FSC® C083411

Zeitfracht Medien GmbH
Ferdinand-Jühlke-Straße 7
99095 Erfurt, Deutschland
produktsicherheit@kolibri360.de